DIETA RESISTÊNCIA INSULINA 2025

100 Receitas Saudáveis Estratégias Nutricionais avançadas para Planos de Refeições Saudáveis ideais e dicas para estabilizar a Glicose no Sangue

KLARLOCK

ISENÇÃO DE RESPONSABILIDADE

Este livro tem como objetivo fornecer material útil e informativo sobre os temas abordados na publicação. Ele é vendido com o entendimento de que o autor e o editor não estão envolvidos na prestação de quaisquer serviços médicos, de saúde ou outros serviços profissionais pessoais no livro. O leitor deve consultar seu médico, profissional de saúde ou outro profissional competente antes de adotar qualquer sugestão deste livro ou tirar qualquer conclusão. O autor e o editor isentam-se expressamente de qualquer responsabilidade por qualquer responsabilidade, perda ou risco, pessoal ou não, decorrente, direta ou indiretamente, do uso e aplicação de qualquer conteúdo deste livro.

OBSERVAÇÃO

Todas as receitas deste livro foram elaboradas para quatro pessoas. Para esta quantidade devem ser considerados os ingredientes indicados nas receitas. Caso seja necessário alterar a porção, recomenda-se ajustar proporcionalmente as doses dos ingredientes. Recomenda-se também seguir atentamente as instruções de preparo e cozimento para obter o melhor resultado. No contexto deste livro, quando nos referimos a "uma xícara" como unidade de medida de ingredientes, queremos dizer usar uma xícara de cozinha padrão com capacidade de aproximadamente 240 mililitros. É essencial usar um copo medidor para obter as quantidades certas de ingredientes. Se não tiver copo medidor, pode usar um copo medidor graduado, certificando-se de que corresponde corretamente às proporções indicadas. Aqui estão alguns exemplos 1 Xícara de farinha 100 gr. 1 xícara de arroz 200 gr. 1 Xícara de Quinoa 200 gr

RECEITAS PRIMEIROS PRATOS

RECEITAS SEGUNDO PRATOS

INTRODUÇÃO RESISTÊNCIA INSULINA

A resistência à insulina é uma condição na qual as células do corpo se tornam menos sensíveis à insulina, um hormônio produzido pelo pâncreas que regula os níveis de açúcar no sangue. Quando as células não respondem adequadamente à insulina, o corpo tenta compensar produzindo mais insulina. Isto pode levar a níveis elevados de açúcar no sangue e, ao longo do tempo, pode contribuir para o desenvolvimento de diabetes tipo 2 e outras complicações metabólicas. Importância da Dieta no Controle da Resistência à Insulina Uma das estratégias mais eficazes para controlar a resistência à insulina é através da dieta. A escolha de alimentos apropriados pode melhorar a sensibilidade à insulina, ajudar a manter níveis estáveis de açúcar no sangue e prevenir complicações.

Uma dieta vegetariana, em particular, pode ser muito benéfica devido ao seu alto teor de fibras, antioxidantes e nutrientes essenciais, além de reduzir o consumo de gorduras saturadas que podem agravar a resistência à insulina. Objetivos do livro Este livro tem como objetivo: 1. Educar os leitores sobre a resistência à insulina, suas causas, sintomas e consequências a longo prazo. 2. Fornecer orientação detalhada sobre como uma dieta vegetariana bem equilibrada pode ajudar a controlar e melhorar a resistência à insulina. 3. Oferecer conselhos práticos, receitas e planos alimentares para facilitar a adoção de um estilo de vida saudável e sustentável. 4. Motivar os leitores a fazerem escolhas alimentares informadas para melhorar a sua saúde geral e prevenir doenças crónicas relacionadas com a resistência à insulina.

ENTENDENDO A RESISTÊNCIA À INSULINA

Definição e causas da resistência à insulina A resistência à insulina é uma condição metabólica na qual as células do corpo, principalmente os músculos, o fígado e o tecido adiposo, tornam-se menos sensíveis à ação da insulina. A insulina é um hormônio essencial para o metabolismo de carboidratos, gorduras e proteínas. As causas da resistência à insulina são multifatoriais e incluem: 1. Genética: A predisposição genética pode desempenhar um papel significativo no desenvolvimento da resistência à insulina. 2. Obesidade: O excesso de gordura corporal, especialmente visceral, está fortemente associado à resistência à insulina. 3. Estilo de vida sedentário: A falta de atividade física reduz a sensibilidade das células à insulina. 4. Dieta pobre: Uma dieta rica em açúcares refinados,

Gordura saturada e baixo teor de fibras contribuem para o desenvolvimento da resistência à insulina. 5. Estresse: O estresse crônico e seus efeitos hormonais podem afetar negativamente a sensibilidade à insulina. 6. Distúrbios do sono: O sono insuficiente ou de má qualidade está associado a um risco aumentado de resistência à insulina. Sintomas e diagnóstico A resistência à insulina pode ser assintomática durante muitos anos. Porém, alguns sinais e sintomas podem indicar a presença desta condição: 1. Aumento da fome: Sensação constante de fome apesar da ingestão de alimentos. 2. Ganho de peso: Principalmente na região abdominal. 3. Fadiga: Sensação persistente de cansaço. 4. Dificuldade de concentração: Confusão mental ou dificuldade em manter a atenção. 5. Escurecimento da pele: Acantose nigricans, caracterizada por áreas de pele escura e espessada, geralmente no pescoço ou sob as axilas.

Para diagnosticar a resistência à insulina, os médicos podem utilizar vários testes: 1. Medir o açúcar no sangue em jejum: Níveis elevados de açúcar no sangue em jejum podem indicar resistência à insulina. 2. Teste Oral de Tolerância à Glicose (OGTT): Mede a resposta do corpo a uma carga de glicose. 3. Níveis de insulina em jejum: Níveis elevados de insulina em jejum podem indicar resistência à insulina. 4. Índice HOMAIR: Calculado com base nos valores de glicemia e insulina em jejum, fornece uma indicação da sensibilidade à insulina.

PRINCÍPIOS NUTRICIONAIS EQUILÍBRIO DE MACRONUTRIENTES

Uma abordagem nutricional equilibrada é essencial para controlar a resistência à insulina. Veja como os macronutrientes – carboidratos, proteínas e gorduras – precisam ser equilibrados para apoiar a sensibilidade à insulina e manter os níveis de açúcar no sangue estáveis. 1. Carboidratos Os carboidratos são a principal fonte de energia do corpo, mas é importante escolher os carboidratos certos para evitar picos glicêmicos. Carboidratos Complexos: Grãos Integrais: Aveia, quinoa, espelta, arroz integral. Leguminosas: Lentilhas, grão de bico, feijão. Legumes: Principalmente os sem amido, como espinafre, brócolis e couve-flor. Carboidratos Simples: Limite: Açúcares refinados, bebidas açucaradas, doces e assados industriais. Frutas: Prefira frutas inteiras a sucos de frutas para o teor de fibra. Índice Glicêmico (IG): Prefira Alimentos com Baixo IG: Alimentos que liberam glicose lentamente no sangue, mantendo os níveis de açúcar estáveis. Exemplos de alimentos com baixo IG: cevada, lentilhas, maçãs, peras. 2. Proteínas As proteínas são essenciais para o crescimento, reparação dos tecidos e manutenção da massa muscular. Fontes de proteína magra: Carne Branca: Frango, peru sem pele. Peixe: Particularmente rico em ácidos graxos ômega3, como salmão, cavala, sardinha. Ovos: Fonte completa de proteínas e outros nutrientes. Legumes: Feijão, lentilha, ervilha. Produtos lácteos com baixo teor de gordura: iogurte grego, ricota, leite desnatado. Proteínas Vegetais: Tofu, tempeh, seitan, nozes e sementes. Quantidades Recomendadas: Porção Adequada: Aproximadamente 20/30% das calorias diárias devem ser provenientes de proteínas, com base nas necessidades individuais e no nível de atividade física.

3. Gorduras As gorduras são cruciais para a saúde hormonal e a absorção de vitaminas lipossolúveis. No entanto, nem todas as gorduras são criadas iguais. Gorduras Saudáveis: Gorduras Monoinsaturadas: Azeite, abacate, nozes, sementes. Gorduras poliinsaturadas: óleo de peixe, sementes de linhaça, sementes de chia. Ácidos graxos ômega3: essenciais para reduzir a inflamação e melhorar a sensibilidade à insulina. Gorduras Saturadas e Trans: Limite: Gorduras saturadas (encontradas na carne vermelha, manteiga, queijo) e evite gorduras trans (encontradas em assados industriais e frituras). Quantidades Recomendadas: Porção Adequada: Aproximadamente 25/35% das calorias diárias devem ser provenientes de gorduras, favorecendo as insaturadas. 4. Fibra A fibra é essencial para uma boa digestão e para manter os níveis de açúcar no sangue estáveis. Fibra Solúvel: Fontes: Aveia, maçã, cenoura, frutas cítricas. – Benefícios: Eles

retardam a absorção de glicose e melhoram a sensibilidade à insulina. Fibras Insolúveis: Fontes: Cereais farinha integral, nozes, vegetais de folhas verdes. Benefícios: Melhorar a saúde intestinal e prevenir a constipação. Ingestão recomendada: Quantidade: Aproximadamente 25/30 gramas por dia para mulheres e 30/38 gramas por dia para homens. Exemplo de planejamento de refeições Café da manhã: Mingau de aveia com frutas frescas e nozes. Almoço: Salada de quinoa com grão de bico, abacate, espinafre e tomate. Filé de salmão grelhado com brócolis e arroz integral. Jantar: Pimentão recheado com peru moído e legumes. Refogado de tofu com mistura de vegetais e arroz integral. Lanche: Palitos de cenoura com homus. Maçã com manteiga de amêndoa. Equilibrar adequadamente os macronutrientes pode melhorar significativamente o tratamento da resistência à insulina, ajudando a manter níveis estáveis de açúcar no sangue e promovendo uma saúde ideal.

BENEFÍCIOS DA DIETA DE RESISTÊNCIA INSULINA

Adotar uma dieta específica para resistência à insulina pode trazer inúmeros benefícios à saúde. Aqui estão alguns dos principais benefícios que as pessoas podem obter: Sensibilidade à insulina melhorada 1. Resistência reduzida: Uma dieta equilibrada pode reduzir a resistência à insulina, facilitando o transporte de glicose para as células e mantendo os níveis de açúcar no sangue abaixo do normal. 2. Estabilização dos Níveis de Glicose: Evitar picos glicêmicos ajuda a manter os níveis de açúcar no sangue estáveis, prevenindo sintomas como cansaço, irritabilidade e fome repentina. Perda e controle de peso 1. Redução da gordura visceral: Uma dieta rica em fibras e pobre em carboidratos refinados pode ajudar a reduzir a gordura visceral, que está intimamente ligada à resistência à insulina.

2. Aumento da saciedade: Alimentos ricos em fibras e proteínas podem aumentar a sensação de saciedade, reduzindo a ingestão geral de calorias e facilitando a perda de peso. Melhor saúde cardiovascular 1. Reduzir o colesterol e os triglicerídeos: Alimentos com baixo índice glicêmico e gorduras saudáveis podem reduzir os níveis de colesterol LDL (ruim) e triglicerídeos, melhorando a saúde do coração. 2. Regulação da pressão arterial: Uma dieta equilibrada e rica em nutrientes pode ajudar a manter a pressão arterial dentro dos limites normais. Prevenção da Diabetes Tipo 2 1. Redução do Risco: Controlar a resistência à insulina com uma dieta adequada pode reduzir significativamente o risco de desenvolver diabetes tipo 2. 2. Gestão da Pré-diabetes: Para aqueles que são pré-diabéticos, uma dieta direcionada pode reverter a condição e prevenir a progressão para a diabetes. diabetes.

Melhor energia e bem-estar geral 1.
Aumento de energia: Evitar picos de açúcar
no sangue e manter níveis estáveis de açúcar
no sangue leva a um aumento constante nos
níveis de energia. 2. Melhor bem-estar
mental: Uma dieta balanceada pode
melhorar o humor, reduzir o estresse e
aumentar a clareza mental. Melhor função
digestiva 1. Aumentar a ingestão de fibras:
Uma dieta rica em fibras promove a saúde
intestinal, melhorando a digestão e
prevenindo a constipação. 2. Equilíbrio da
Flora Intestinal: Alimentos probióticos e
prebióticos ajudam a manter um
microbioma intestinal saudável, que está
ligado à saúde metabólica. 1. Nutrientes
essenciais: Uma dieta rica em vitaminas,
minerais e antioxidantes pode fortalecer o
sistema imunológico, protegendo o corpo. de
doenças.

2. Reduzir a inflamação: Alimentos antiinflamatórios podem reduzir a inflamação crônica, que é um fator de risco para muitas doenças crônicas. Longevidade e Qualidade de Vida 1. Aumento da Longevidade: Uma alimentação saudável e equilibrada pode contribuir para uma vida mais longa e saudável, reduzindo o risco de doenças crónicas. 2. Melhor qualidade de vida: O gerenciamento eficaz da resistência à insulina melhora a qualidade de vida, permitindo que as pessoas vivam uma vida mais ativa e satisfatória.

CONCLUSÃO E FUTURO DA DIETA

Reflexão Final A jornada para controlar a resistência à insulina através da dieta é uma jornada de conscientização, educação e mudanças sustentáveis no estilo de vida. Compreender a importância de equilibrar os macronutrientes, escolher alimentos com baixo índice glicêmico, integrar a atividade física e adotar hábitos saudáveis são passos fundamentais para melhorar a sensibilidade à insulina e prevenir complicações a longo prazo. Principais conclusões do livro: Compreendendo a resistência à insulina: definição, causas, sintomas e implicações para a saúde. Princípios Nutricionais: Equilíbrio de macronutrientes, importância das fibras, escolha de alimentos com baixo índice glicêmico. Exemplos de Planos de Refeições: Ideias práticas para refeições equilibradas e nutritivas. Papel da Atividade Física:

Tipos de exercícios recomendados e seus benefícios. Estilo de vida saudável: gerenciamento de estresse, qualidade do sono e outros hábitos saudáveis. Depoimentos: Histórias de sucesso de pessoas que melhoraram sua situação. Olhando para o Futuro Evolução da Dieta para Resistência à Insulina: Pesquisa e Inovação: A ciência da nutrição está em constante evolução. Novas pesquisas podem fornecer mais informações sobre como melhorar o manejo da resistência à insulina. Personalização: Dietas personalizadas baseadas em análises genéticas e biomarcadores individuais podem tornar-se cada vez mais acessíveis e difundidas. Tecnologia e Aplicativos: O uso de aplicativos para monitoramento de dieta, nível de glicose e atividade física pode oferecer suporte contínuo e personalizado. Dicas para Longo Prazo: Educação Continuada: Mantenha-se atualizado sobre as últimas pesquisas e conselhos nutricionais para adaptar e melhorar sua dieta.

RECEITAS

APERITIVOS

BRUSCHETAS COM TOMATE E MANJERICÃO

Tempo de preparo: 10 minutos

Tempo de cozimento: 15 minutos

Doses para 2 pessoas:

Ingredientes:

4 fatias de pão amanhecido

2 tomates maduros, cortados em cubos

1/2 cebola roxa picada finamente

1 dente de alho picado

2 colheres de sopa de azeite extra virgem

1 colher de sopa de vinagre balsâmico

10 folhas frescas de manjericão picadas

Sal a gosto

Pimenta preta moída na hora a gosto

Preparação:

Pré-aqueça o forno a 180°C. Disponha as fatias de pão amanhecido em uma assadeira. Numa tigela grande, misture os tomates picados, a cebola roxa picada, o alho picado, o azeite virgem extra, o vinagre balsâmico, o manjericão fresco picado, uma pitada de sal e um grão de pimenta preta. Misture tudo bem e espalhe a mistura de tomate em cada fatia de pão. Leve ao forno por cerca de 15 minutos ou até as bruschettas ficarem douradas e crocantes. Retire a bruscheta do forno e sirva imediatamente.

Valores nutricionais (por porção):

Calorias: 250 kcal

Gordura: 12g

Proteína: 6g

Carboidratos: 30 g

HUMMUS DE GRÃO DE BICO COM LEGUMES CROCANTES

Tempo de preparo: 15 minutos

Tempo de cozimento: 1 hora

(se usar grão de bico seco)

Doses para 2 pessoas:

Ingredientes:

200 g de grão de bico seco

(ou 400g de grão de bico em lata)

1 dente de alho

Suco de 1/2 limão

2 colheres de sopa de tahine

2 colheres de sopa de azeite extra virgem

1/4 colher de chá de cominho em pó

Sal a gosto

Pimenta preta moída na hora a gosto

Legumes crus para acompanhar

(por exemplo, cenoura, aipo, pimentão)

Preparação:

Se usar grão de bico seco, enxágue-o e deixe-o de molho em água fria por pelo menos 8 horas. Cozinhe o grão de bico em água fervente por cerca de 1 hora ou até ficar macio. Escorra o grão de bico e lave-o em água corrente. Em um processador de alimentos ou liquidificador, misture o grão de bico cozido, o alho, o suco de limão, o tahine, o azeite de oliva extra virgem, o cominho em pó, uma pitada de sal e um grão de pimenta-do-reino. Misture tudo até obter uma mistura lisa e cremosa. Se necessário, adicione um pouco de água para diluir o homus. Transfira o homus para uma tigela e sirva com os vegetais crus cortados em palitos. Valores nutricionais (por porção):

Calorias: 350 kcal Gordura: 15 g

Proteína: 18 g Carboidratos: 40 g

SALADA DE QUINOA E ABACATE

Tempo de preparo: 15 minutos

Tempo de cozimento: 15 minutos

Doses para 2 pessoas:

Ingredientes:

1 xícara de quinoa enxaguada

2 xícaras de água

1 abacate maduro, cortado em cubos

1/2 xícara de tomate cereja, cortado ao meio

1/4 xícara de pepino em cubos

1/4 xícara de queijo feta esfarelado

2 colheres de sopa de azeitonas pretas, sem caroço e cortadas em rodelas

2 colheres de sopa de azeite extra virgem

1 colher de sopa de suco de limão

1/2 colher de chá de orégano seco

Sal a gosto

Pimenta preta moída na hora a gosto

Preparação:

Lave a quinoa em água corrente para remover a saponina. Em uma panela média, misture a quinoa enxaguada e a água. Deixe ferver, reduza o fogo, tampe e cozinhe por 15 minutos ou até que a quinoa tenha absorvido todo o líquido e os brotos fiquem visíveis. Retire a panela do fogo e deixe a quinoa descansar por 5 minutos com a tampa ainda fechada. Solte a quinoa com um garfo para separar os grãos. Em uma tigela grande, misture a quinoa cozida, o abacate picado, os tomates cereja cortados ao meio, o pepino picado, o queijo feta esfarelado e as azeitonas pretas fatiadas.

Tempere com azeite virgem extra, sumo de limão, orégãos secos, sal e pimenta preta moída na hora. Misture tudo bem e sirva imediatamente. Valores nutricionais (por porção):

Calorias: 450 kcal (aproximadamente)

Gordura: 20g

Proteína: 18g

Carboidratos: 50 g

CAPRESE COM MUSSARELA DE BÚFALA E TOMATES

Tempo de preparo: 10 minutos

Tempo de cozimento: 0 minutos

Doses para 2 pessoas:

Ingredientes:

250 g de mussarela de búfala fresca

500 g de tomate cereja

Manjericão fresco

Azeite virgem extra

Sal a gosto

Pimenta preta moída na hora a gosto

Preparação:

Lave os tomates cereja e corte-os em rodelas. Corte a mussarela de búfala em rodelas. Disponha os tomates cereja e a mussarela de búfala em camadas em um prato de servir. Decore com folhas frescas de manjericão. Tempere com azeite virgem extra, uma pitada de sal e um grão de pimenta preta. Para um sabor mais intenso, você pode usar tomates cereja sazonais perfeitamente maduros. Você também pode adicionar outros ingredientes à salada, como azeitonas, alcaparras ou orégano. Sirva imediatamente.

Valores nutricionais (por porção):

Calorias: 400 kcal (aproximadamente)

Gordura: 25g

Proteína: 25g

Carboidratos: 30 g

BOLINHOS DE ABOBRINHA ASSADOS

Tempo de preparo: 20 minutos

Tempo de cozimento: 20/25 minutos

Doses para 2 pessoas:

Ingredientes:

2 abobrinhas médias raladas

50 g de farinha 00

2 ovos

50g de parmesão ralado

50 ml de leite

1 dente de alho picado

1 raminho de salsa fresca picada

Sal a gosto

Pimenta preta moída na hora a gosto

Azeite virgem extra para untar

Preparação:

Pré-aqueça o forno a 180°C. Numa tigela grande, misture as abobrinhas raladas, a farinha, os ovos, o parmesão ralado, o leite, o alho picado, a salsa picada, uma pitada de sal e um grão de pimenta preta. Misture tudo bem até obter uma mistura homogênea. Forre uma assadeira com papel manteiga e unte com um fio de azeite virgem extra. Com uma colher, forme pequenas panquecas com a mistura de curgete e coloque-as no tabuleiro. Leve ao forno por cerca de 20/25 minutos, ou até as panquecas ficarem douradas e crocantes. Retire os bolinhos de abobrinha do forno e sirva-os quentes. Valores nutricionais (por porção):

Calorias: 250 kcal (aproximadamente)

Gordura: 15g

Proteína: 10g

Carboidratos: 25 g

TÁRTARA DE SALMÃO E ABACATE

Tempo de preparo: 15 minutos

Tempo de cozimento: 0 minutos

Doses para 2 pessoas:

Ingredientes:

200 g de salmão fresco resfriado, despojado de pele e espinhos

1 abacate maduro

1/2 cebola roxa picada finamente

1 colher de sopa de suco de limão

1 colher de sopa de azeite extra virgem

Sal a gosto

Pimenta preta moída na hora a gosto

Alcaparras para enfeitar (opcional)

Preparação:

Com uma faca afiada, pique finamente o salmão fresco. Numa tigela grande, misture o salmão picado, o abacate aos cubos, a cebola roxa picadinha, o sumo de limão, o azeite virgem extra, uma pitada de sal e um grão de pimenta preta. Misture tudo bem com uma colher até obter uma mistura homogênea. Sirva o tártaro de salmão e abacate sobre uma cama de salada verde ou sobre croutons. Decore com alcaparras (opcional).

Valores nutricionais (por porção):

Calorias: 400 kcal (aproximadamente)

Gordura: 30g

Proteína: 25g

Carboidratos: 5 g

ESPETADOS DE MELÃO E PRESUNTO

43

Tempo de preparo: 10 minutos

Tempo de cozimento: 0 minutos

Doses para 4 pessoas:

Ingredientes:

500 g de melão

200 g de presunto cru

10 folhas de hortelã fresca

Sal a gosto

Pimenta preta moída na hora a gosto

Preparação:

Corte o melão em cubos de cerca de 2 cm. Dobre as fatias de presunto cru ao meio. Espete num espeto um cubo de melão, uma fatia de presunto cru dobrada ao meio e uma folha de hortelã. Repita o processo até que os espetos estejam completos. Tempere com uma pitada de sal e um grão de pimenta preta. Sirva os espetos de melão e presunto cru frios.

Valores nutricionais (por porção):

Calorias: 200 kcal (aproximadamente)

Gordura: 10g

Proteína: 15g

Carboidratos: 20 g

CROSTINI DE POLENTA COM COGUMELOS

45

Tempo de preparo: 20 minutos

Tempo de cozimento: 30 minutos

Doses para 4 pessoas:

Ingredientes:

300 g de farinha de milho para polenta

1 litro de água

Sal a gosto

300 g de cogumelos mistos

1 dente de alho picado

2 colheres de sopa de azeite extra virgem

Preparação:

Em uma panela grande, leve água com sal para ferver. Despeje a farinha de milho e misture com um batedor para evitar grumos. Cozinhe a polenta por cerca de 30 minutos, mexendo de vez em quando, até obter uma mistura espessa e cremosa. Despeje a polenta sobre uma tábua de madeira e espalhe com uma colher úmida até obter uma espessura de cerca de 1 cm. Deixe a polenta esfriar completamente. Corte a polenta em quadradinhos e grelhe levemente em uma frigideira antiaderente. Numa frigideira, aqueça o azeite virgem extra e frite o alho picado por um minuto.

Adicione os cogumelos mistos fatiados e cozinhe por cerca de 10 minutos ou até ficarem macios. Sal e pimenta a gosto. Disponha os cogumelos sobre os croutons de polenta e sirva.

Conselho

Para um sabor mais intenso, você pode usar cogumelos porcini ou outros cogumelos selvagens. Você também pode adicionar outros ingredientes à salada de cogumelos, como azeitonas, tomate cereja ou pimentão.

Valores nutricionais (por porção):

Calorias: 350 kcal (aproximadamente)

Gordura: 15g

Proteína: 10g

Carboidratos: 45 g

CARPACCIO DE ABOBRINHA COM PARMESÃO

Tempo de preparo: 15 minutos

Tempo de cozimento: 0 minutos

Doses para 2 pessoas:

Ingredientes:

2 abobrinhas médias

100g de parmesão

Manjericão fresco

Azeite virgem extra

Sal a gosto

Pimenta preta moída na hora a gosto

Preparação:

Lave as abobrinhas e seque-as com um pano limpo. Usando um bandolim ou um fatiador, corte as abobrinhas em fatias finas como um carpaccio. Disponha as fatias de abobrinha num prato de servir. Corte o parmesão em flocos com um descascador de batatas. Espalhe os flocos de parmesão sobre as abobrinhas. Decore com folhas frescas de manjericão. Tempere com um fio de azeite virgem extra, uma pitada de sal e um grão de pimenta preta. Sirva imediatamente o carpaccio de abobrinha com parmesão.

Valores nutricionais (por porção):

Calorias: 150 kcal (aproximadamente)

Gordura: 10g

Proteína: 5g

Carboidratos: 10 g

ROLOS DE BERINGELA COM RICOTA E NOZES

Tempo de preparo: 30 minutos

Tempo de cozimento: 45 minutos

Doses para 4 pessoas:

Ingredientes:

2 berinjelas médias

250g de ricota

50g de nozes picadas

50g de parmesão ralado

1 ovo

Manjericão fresco

Azeite virgem extra

Sal a gosto

Pimenta preta moída na hora a gosto

Preparação:

Lave as beringelas e corte-as em rodelas no sentido do comprimento, com aproximadamente 1 cm de espessura. Grelhe as fatias de berinjela em uma grelha quente por cerca de 5 minutos de cada lado ou até ficarem macias. Em uma tigela grande, misture a ricota, as nozes picadas, o Parmigiano Reggiano ralado, o ovo, uma pitada de sal e a pimenta-do-reino moída. Misture tudo bem até obter uma mistura homogênea. Espalhe a mistura de ricota sobre cada fatia de berinjela grelhada. Enrole as fatias de berinjela sobre si mesmas para formar rolinhos. Disponha os rolinhos de berinjela em uma assadeira. Tempere com um fio de azeite virgem extra e decore com folhas frescas de manjericão.

Asse em forno pré-aquecido a 180°C por cerca de 20 minutos ou até que os rolinhos estejam dourados. Retire do forno os rolinhos de berinjela com ricota e nozes e sirva quentes ou mornos.

Conselho:

Para um sabor mais intenso, você também pode adicionar um pouco de queijo pecorino ralado à mistura de ricota. Você também pode usar nozes picadas para decorar os pãezinhos antes de servi-los.

Valores nutricionais (por porção):

Calorias: 350 kcal (aproximadamente)

Gordura: 20g

Proteína: 20g

Carboidratos: 30 g

RECEITAS
PRIMEIROS PRATOS

RISOTTO DE MAÇÃ VERDE

Tempo 50 minutos

ingredientes

4 porções

360 g de arroz Carnaroli

uma chalota

uma maçã Granny Smith orgânica

Limão

açúcar

vinho branco seco

folhas de menta

caldo de legumes

azeite extra virgem

sal, pimenta preta

Preparação

Para a receita de risoto de maçã verde, descasque a maçã, guardando a casca, e divida em 6 gomos. Cozinhe em uma panela com água acidulada com suco de meio limão por 1520 minutos, depois escorra bem e bata a maçã. Corte as cascas da maçã em tiras bem finas. Leve ao fogo 2 colheres de sopa de água com 2 colheres de açúcar; desligue, deixe esfriar, mergulhe as cascas de maçã, misture bem e deixe descansar. Descasque e pique a cebola. Frite em uma frigideira com um fio de azeite, depois acrescente uma colher de caldo e deixe ferver por 2 minutos, mexendo. Torre o arroz em uma frigideira anti-gordura por cerca de 3 minutos e depois despeje meio copo de vinho bem frio;

Quando o vinho tiver evaporado, cubra o arroz com o caldo fervente, acrescente a cebola e uma colher de azeite e continue cozinhando por 15 minutos, acrescentando de vez em quando uma concha de caldo. Quando o arroz estiver cozido e seco, adicione o purê de maçã e misture vigorosamente até misturar bem. Tempere com sal e tempere com um fio de azeite cru. Distribua o risoto em pratos e decore com cascas de maçã em calda, algumas folhas de hortelã e um fio generoso de pimenta-do-reino.

PRIMAVERA MINESTRONE

Tempo 40 minutos

ingredientes

68 porções

350 g de abobrinha

350 g de batatas novas

250 g de tomate cereja vermelho

150 g de feijão verde

150 g de cenoura amarela

100 g de ervilhas

100 g de aipo

100g de cenoura

marta, tomilho, hortelã

caldo de legumes, sal

Preparação

Para a receita do minestrone de primavera, escalde os tomates cereja em água fervente com sal por um minuto, retire a casca e corte-os ao meio. Limpe todos os legumes e corte-os em pedaços pequenos. Cozinhe as batatas no caldo de legumes por 3 minutos e depois acrescente as cenouras; após 2 minutos adicione o aipo e após mais 2 minutos o feijão verde, as ervilhas e as abobrinhas; cozinhe tudo junto por mais 10 minutos; por fim complete com os tomates cereja e cozinhe por mais 2 minutos. Desligue o fogo e acrescente a manjerona, o tomilho e as folhas de hortelã em quantidades iguais. Tempere com sal, tempere com um fio de azeite cru e sirva.

PAPPA DE TOMATE
ESTILO TOSCANA

Tempo 1h 30min

ingredientes

4 porções

1 kg de polpa de tomate maduro

200 g de pão toscano

3 dentes de alho

manjericão

azeite extra virgem

sal

Pimenta

Preparação

Para a receita da sopa de tomate, frite o alho picado e um belo raminho de manjericão no azeite até começarem a chiar. Adicione a polpa de tomate esmagada com um garfo e tempere com sal e pimenta. Cozinhe em fogo moderado por cerca de 20'. Adicione o pão fatiado, cubra tudo com água quente e deixe em infusão por alguns minutos, depois desligue o fogo e deixe descansar, tampado, por uma hora. Antes de servir mexa vigorosamente para desfazer o pão e, se necessário, aqueça a gelatina.

RISOTTO VEGETARIANO

Tempo 40 minutos

ingredientes

6 porções

360 gramas de arroz

180 g de abobrinha

150g de cenoura

150 mg de vinho branco seco

60g de parmesão ralado

60 g de cebola descascada

40 gramas de manteiga

antes da endívia belga

1 L de caldo (também cubo de caldo)

azeite, sal

Preparação

Para a receita do risoto vegetariano, corte, corte e lave a escarola. Escorra e corte em tiras. Limpe as abobrinhas e as cenouras; raspe este último e corte os dois vegetais em cubos. Pique a cebola e refogue em 2 colheres de azeite, depois acrescente os legumes e um pouco de sal. Quando tudo estiver murcho, acrescente o arroz, aumente o fogo e toste. Em seguida, acrescente o vinho e, depois de evaporado, abaixe o fogo e continue cozinhando o risoto, mexendo sempre e acrescentando aos poucos o caldo quente. Desligue quando o arroz estiver levemente al dente e ainda ondulado e junte a manteiga e o parmesão. Cubra e deixe descansar alguns minutos antes de servir o risoto em um prato adequado.

COUVE-FLOR COM MOLHO DE LARANJA E RADISH PRETO

Hora 1h

ingredientes

4 pessoas

500 g de couve-flor verde

200 g de rabanete preto

1 maçã dourada média

1 laranja

açúcar, sal

azeite extra virgem

vinagre de maçã

Preparação

Para a receita de couve-flor com molho de laranja e rabanete, descasque os rabanetes e a maçã e rale bem fino. Colete em uma tigela e tempere com 1 colher de sopa de vinagre de maçã e 2 colheres de óleo, 1 colher de chá de açúcar e uma de sal. Limpe a couve-flor retirando as folhas mais grossas. Cozinhe em água fervente com sal com a casca da laranja, o suco e o restante das frutas cítricas. Após 15/20 minutos, escorra e reserve a laranja e a casca. Unte um tabuleiro forrado com papel manteiga com 5 colheres de azeite, coloque a couve-flor e tempere com sal e 2 colheres de azeite. Para manter a couve-flor em pé, utilize as rodelas e a casca da laranja. Cozinhe a 200°C por 15 minutos na prateleira mais alta do forno; continue no modo grill por 5/7 minutos, até formar uma crosta dourada. Sirva quente com o molho. A couve-flor pode ser guardada na geladeira por 3 dias e também fica bem gelada, em salada, talvez reforçada com atum em azeite e azeitonas.

LASANHA VEGETARIANA

Tempo 1h 40min

ingredientes

Porções para 6 pessoas

Para o molho de legumes

600 g de massa fresca para lasanha

400g de tomate

300g de lentilhas

300 gramas de alho-poró

100g de cenoura

2 chalotas

pimenta malagueta fresca, tomilho

vinho branco seco

Alecrim

azeite extra virgem

caldo de legumes, sal e pimenta

Completo

1 litro de bechamel

queijo pecorino

azeite extra virgem

Preparação

Para o molho de legumes, deixe as lentilhas de molho em água fria por 1 hora. Descasque e pique as cenouras, o alho-poró e as chalotas. Prepare um cacho aromático com tomilho, alecrim e 1/2 malagueta fresca. Corte os tomates em cruz e escalde-os por 1 minuto; retire a pele e corte-os em pedaços pequenos.

Frite os legumes picados em uma panela com 4 colheres de óleo por 34 minutos; adicione as lentilhas, misture com 1 taça de vinho, acrescente o bouquet garni, misture e cozinhe por mais 34 minutos; adicione os tomates picados, cozinhe por 5 minutos, depois adicione uma concha de caldo, sal, pimenta e cozinhe por mais 16/18 minutos. Para completar, componha a lasanha com o ragù e o bechamel, finalizando com uma camada de lentilhas, tiras de pecorino e um fiozinho de azeite; cozinhe em forno ventilado a 190°C por 15 minutos.

RISOTTO COM ERVILHAS

Tempo 25 minutos

ingredientes

1 porção

200 g de caldo de legumes

60 g de arroz Carnaroli

30 g de ervilhas sem casca

20 g de cebola roxa

2 colheres de chá extras

azeite virgem

salsinha

Preparação

Para preparar o risoto com ervilhas, aqueça o caldo de legumes. Pique a cebola finamente, doure no azeite sem deixar dourar, acrescente as ervilhas sem casca, deixe temperar um minuto, depois acrescente uma colher de caldo quente. Cozinhe por 5 minutos, depois acrescente o arroz e continue cozinhando com o restante do caldo fervente. O risoto estará pronto após cerca de 15/18 minutos e deve estar bem macio. Sirva imediatamente, completando com uma pitada de salsa picada. Também pode usar ervilhas congeladas: neste caso junte o arroz e as ervilhas à cebola ao mesmo tempo.

PAKCHOI PARA O LESTE

Tempo 30 minutos

ingredientes

4 porções

150 g de molho de tamari

30g de suco de limão

20g de mirina

8g de amido de milho

2 pacotes

Limão

açúcar

Alecrim

azeite extra virgem

sésamo

Preparação

Para a receita oriental do pakchoi, divida o pakchoi ao meio no sentido do comprimento, corte a base e escalde em água fervente por 23 minutos, mantendo as folhas fora da água. Escorra, misture bem com o azeite e grelhe por 2 minutos de cada lado. Leve o molho de tamari para ferver com 50 g de água, suco de limão e mirin. Dilua o amido de milho com um pouco de água e adicione ao molho, com uma colher de chá de açúcar e uma pitada de raspas de limão bem raladas. Continue cozinhando por 12 minutos, mexendo. Torre 3 colheres de sopa de sementes de gergelim em uma frigideira e distribua sobre o pakchoi, junto com as folhas de alecrim. Sirva o molho separadamente.

ABÓBORA ASSADA COM REPOLHO E AVELÃS

Hora 1h

ingredientes

4 pessoas

850 g de abóbora orgânica

300 g de folhas de repolho inteiras

50 g de avelãs

1 cebola dourada pequena

azeite extra virgem

açúcar

Alecrim

vinho branco

sal e pimenta

Preparação

Para a receita de abóbora assada com repolho e avelãs, amasse uma parte das avelãs com a lâmina chata da faca para quebrá-las ao meio, deixando a outra inteira. Torre-os no forno a 200°C durante 5 minutos. Limpe a abóbora das sementes e da barba interna mas deixe as raspas; corte-o em fatias com cerca de 5 mm de espessura. Limpe a cebola, retirando as cabeças mas deixando temperada com uma camada de casca; corte em fatias. Coloque a abóbora em uma assadeira coberta com papel manteiga e regue com 4 colheres de sopa de azeite. Certifique-se de que as fatias não se sobreponham. Descasque os gomos de cebola e arrume as folhas aqui e ali na frigideira. Tempere tudo com 4 colheres de sopa de azeite, 2 pitadas de sal e raminhos de alecrim e leve ao forno a 200°C durante 30 minutos. Escalde as folhas inteiras de couve em água fervente com sal por 34 minutos, tomando cuidado para mantê-las debaixo d'água (sirva-se com uma concha se necessário). Em seguida, escorra-os e resfrie-os em água bem fria. Escorra-os muito bem e disponha-os ligeiramente sobrepostos num tabuleiro forrado com papel vegetal e ligeiramente untado. Regue a couve com 3 colheres de azeite e 3 colheres de vinho branco, adicione uma pitada de sal e uma pitada de açúcar e leve ao forno a 200°C durante cerca de 10 minutos. Sirva a abóbora quente sobre o repolho, polvilhe com as avelãs e complete com pimenta. As raspas são muito saborosas e podem ser consumidas (se a abóbora for orgânica).

TIMBALLO VEGETARIANO FRIO

Tempo 1h 50min

ingredientes

6 pessoas

Zuchinis

130 g de abobrinhas amarelas

130 g de abobrinhas verdes

130 g de abobrinha trombeta

130 g de abobrinhas à romana

sal, azeite extra virgem

A massa

1 kg de tomate, 500 g de bucatini

250 g de stracciatelle

50 g de azeitonas pretas sem caroço

40 g de alcaparras dessalgadas

½ cebolinha, orégano seco

azeite extra virgem, erva-doce

açúcar, manjericão, sal e pimenta

Preparação

Para as abobrinhas, descasque todas as abobrinhas e corte-as em rodelas de 34 mm de espessura. Polvilhe uma panela grande com um pouco de sal, arrume uma camada de rodelas de abobrinha e cozinhe por 23 minutos para que fiquem crocantes. Repita até que as abobrinhas acabem (elas não devem se sobrepor durante o cozimento). Coloque-os numa assadeira, tempere com 60/100 g de azeite e deixe esfriar. Para a massa, corte os tomates cereja em 4 gomos, retire as sementes e coloque-os num tabuleiro forrado com papel manteiga; tempere generosamente com azeite, sal, açúcar e orégano seco. Asse a 160°C por cerca de 40 minutos. Colete alcaparras, azeitonas e muitas ervas picadas grosseiramente (erva-doce, manjericão, orégano) em uma tigela e tempere com 30 g de azeite. Retire os tomates do forno e misture com 1/2 cebolinha, tempere com sal e pimenta e despeje na tigela com as alcaparras e as azeitonas. Ferva o macarrão e escorra al dente, acrescente ao molho da tigela e misture bem. Forre uma forma de abobrinha (ø 20 cm, h 10 cm) com filme transparente e cubra toda a superfície interna da forma com as fatias de abobrinha, fazendo com que elas adiram bem ao filme. Coloque metade da massa na forma, acrescente a stracciatella, cubra com o restante da massa, pressione levemente e feche o fundo com filme plástico; coloque na geladeira por 45 horas. Retire do frigorífico, retire a película do fundo, desenforme num prato de servir, retire a película e sirva o timbale frio, decorando a gosto com alcaparras e ervas aromáticas.

CAPPELETTI DI ROMAGNA COM AMIGOS E ESPINAFRE

Tempo 1h30min + 9h de descanso

ingredientes

6 pessoas

Para Cappeletti

300 g de farinha 00

150 g de ricota fresca

150 g de queijo de pasta mole

30g de parmesão ralado

3 ovos, sal e pimenta

noz-moscada, salsa

Para o molho

1kg de amêijoas

150 g de purê de tomate

50 g de espinafre novo

2 tomates de cobre

vinho branco seco

azeite extra virgem

alho, sal, pimenta

Preparação

Para o Cappelletti, forme uma fonte com a farinha sobre uma superfície de madeira, coloque os ovos no centro e bata com um garfo, pegando a farinha com a mão até incorporar toda; em seguida, trabalhe com as mãos até obter uma massa lisa, macia e homogênea. Cubra com película aderente e deixe repousar 30/60 minutos à temperatura ambiente. Misture a ricota e qualquer outro queijo fresco e macio em uma tigela, com um pouco de salsa picada,

parmesão e um pouco de noz-moscada.
Ajuste o recheio com sal e pimenta. Abra a
massa fina (12 mm) com um rolo ou com a
máquina apropriada, corte discos (ø 67 cm),
coloque 1 colher de chá de recheio no centro
de cada disco e feche fechando primeiro as
bordas sobrepostas e depois juntando os
cantos formando o formato clássico de um
chapéu. Mergulhe as amêijoas em água
levemente salgada durante 8 horas (guarde-
as na parte menos fria do frigorífico). Em
seguida, enxágue e limpe-os. Aqueça 3
colheres de sopa de óleo e 1 dente de alho em
uma panela bem grande em fogo alto.
Quando o alho estiver um pouco corado,
junte as amêijoas, misture com um pouco
(menos de 1/2 copo) de vinho branco e tampe
para que as amêijoas abram; depois de
abertos, retire-os da panela com o molho e
retire o alho.

Despeje 2 colheres de sopa de óleo na mesma panela, aqueça 1 dente de alho limpo em fogo alto, depois acrescente o purê de tomate, reduza para fogo médio; quando ferver, acrescente a polpa de tomate cortada em cubos. Adicione novamente todo o molho líquido de amêijoas e deixe cozinhar 5/10 minutos em fogo alto. Descasque as amêijoas e junte-as ao tomate na frigideira. Cozinhe por mais 2 minutos. Bata o espinafre no liquidificador de imersão, com 2 colheres de sopa de azeite, uma pitada de sal e pimenta moída na hora. Deixe de lado. Cozinhe os cappelletti em água fervente com sal até que flutuem à superfície. Escorra e deixe temperar na panela com o molho por 2 minutos. Sirva quente, complementado com algumas gotas de pesto de espinafre.

ESPAGUETE COM AÇAFRÃO, OURIÇO-DO-MAR QUINOA CRISPY DE

Hora 1h

ingredientes

4 pessoas

360 gramas de espaguete

50 g de quinoa tufada

4 ouriços-do-mar

1 dente de alho

açafrão

molho de anchova, limão

sopa de peixe, óleo de semente de girassol

azeite extra virgem

sal e pimenta

Preparação

Para a receita de espaguete com açafrão, ouriços do mar e quinoa crocante, torre 30 g de pistilos de açafrão em uma panela com uma pitada de sal e um fiozinho de azeite. Despeje 2 litros de caldo de peixe, deixe ferver e cozinhe por cerca de 10 minutos. Desligue, deixe descansar por 15 minutos, depois filtre e deixe esfriar. Numa frigideira grande doure o alho com um fio de azeite e sal durante 2 minutos. Retire o alho, acrescente o caldo de açafrão e deixe reduzir. Cozinhe o espaguete em água fervente com sal. Escorra-os al dente e coloque-os na panela com o molho de açafrão. Misture o macarrão com azeite, sal, pimenta e gotas de molho de anchova. Frite a quinoa em óleo de girassol. Sirva o esparguete com a quinoa tufada e os ouriços-do-mar limpos; complete com raspas de limão raladas.

ESPAGUETE COM PORCINI E PECORINO

Tempo 25 minutos

ingredientes

4 porções

350 gramas de espaguete

100g de pecorino

4 cápsulas de cogumelo porcini

azeite extra virgem

sal

pimenta em grãos

Preparação

Para a receita de espaguete com pecorino, aqueça a água em uma panela grande e, quando ferver, coloque sal e acrescente o espaguete. Entretanto, limpe as tampas dos cogumelos porcini e corte-os em rodelas. Numa frigideira, toste um pouco de pimenta moída, adicione um fio de azeite, os cogumelos porcini e refogue por 2 minutos; em seguida, despeje 1 concha de água do cozimento do macarrão e cozinhe por mais 1 minuto. Recolha o pecorino em uma tigela e misture com 1 concha de água do macarrão para fazer um molho. Escorra o espaguete al dente diretamente na panela com os cogumelos e adicione um pouco mais de água para completar o cozimento. Retire do fogo, acrescente o molho pecorino, misture bem e sirva.

SOPA DE VALPELINÊSE

Hora 1h

ingredientes

4 pessoas porções

600 gramas de repolho

400 g de caldo de carne

400 g de pão de centeio

300 g de queijo Fontina

150 gramas de manteiga

100 gramas de banha

1 ovo, sal, pimenta

Preparação

Para a receita de Zuppa alla Valpellinese, bata o pão com o queijo fontina no processador de alimentos. Adicione também o ovo, o sal e a pimenta e misture até obter uma mistura homogênea.

Forme bolas com elas, do tamanho de azeitonas. Limpe o repolho e corte-o em tiras, reservando 2 folhas inteiras para decoração. Numa panela derreta 100 g de manteiga junto com a banha. Quando derreterem, junte as tiras de couve e deixe temperar, mexendo; feche com a tampa e deixe cozinhar cerca de 56 minutos. Em seguida, adicione o caldo e cozinhe por mais 20 minutos. Entretanto, doure o pão e os bolinhos de queijo numa frigideira com 50 g de manteiga durante cerca de 56 minutos. Adicione-os à caçarola de repolho e cozinhe tudo junto por mais 10/12 minutos. Torre as folhas de couve reservadas no micro-ondas: espalhe-as na bandeja e leve ao micro-ondas na potência máxima por 78 minutos, por 30 segundos de cada vez, virando as folhas a cada intervalo.

LASAGNA COM LEGUMES DE OUTONO

Tempo 1h 10min

ingredientes

6 pessoas

1 litro de bechamel

500g de farinha

200 g de abóbora limpa

200 g de aipo limpo

200g de cenoura

5 ovos

Queijo parmesão ralado

azeite extra virgem

sal e pimenta

Preparação

Para a receita de lasanha com legumes de outono, misture a farinha e os ovos na batedeira planetária. Deixe a massa descansar coberta por 30 minutos. Com o picador de legumes, corte a abóbora e o aipo-rábano e rale as cenouras. Frite os legumes com azeite, sal e pimenta. Abra a massa com a laminadora até 1 mm. Componha a lasanha alternando o macarrão com bechamel, legumes e parmesão. Asse a 180°C por cerca de 20 minutos. Servir quente.

TAGLIOLINI COM BATATAS BACON E BACALHAU

Tempo 1h 15 min +

2h de marinada

ingredientes

4 pessoas

Para o bacalhau

200 g de bacalhau dessalgado

tomilho, manjerona

salsa, orégano

salgado, estragão

azeite extra virgem

Para Tagliolini

400g de farinha

6 gemas de ovo

azeite extra virgem, sal

Para Creme De Batata

400 g de caldo de legumes, 300 g de batata

40 g de azeite extra virgem

Para completar, 200 g de bacon

azeite extra virgem

orégano (ou salsa)

Preparação

Para o bacalhau, retire a pele e as espinhas do bacalhau e corte-o em cubos. Recolha-os numa assadeira, tempere com um fio de azeite e junte todos os raminhos de ervas aromáticas. Cubra com película aderente e deixe marinar no frigorífico durante 2 horas. Para o Tagliolini Misture a farinha com as gemas, 1 colher de sopa de óleo, aproximadamente 100 g de água e uma pitada de sal: misture tudo até obter uma massa lisa e elástica, embrulhe em película aderente e deixe repousar no frigorífico durante pelo menos 30 minutos. Para o creme de batata, descasque as batatas, corte-as em pedaços e ferva-as no caldo durante 15/20 minutos. Misture tudo, acrescentando aos poucos o óleo. Tempere com sal. Para completar, estenda a massa em folhas bem finas, usando uma máquina de macarrão, e depois corte para obter o tagliolini. Corte o bacon em pedaços e doure-os numa frigideira com um fio de azeite durante 2 minutos, até começarem a ficar crocantes. Ferva os tagliolini em água fervente com sal por 1 minuto e escorra-os com uma concha diretamente na panela com o bacon: refogue-os rapidamente com o pouco de água do cozimento que trouxeram.

SOPA DO ALMIRAL

Tempo 30 minutos

ingredientes

4 pessoas

1 litro de caldo de legumes

240 g de grão de bico cozido

230 g de peixe-espada

150 gramas de arroz

60 g de amêndoas com casca

50 g de vinagre branco, 40 g de passas

20 g de cidra cristalizada

15 g de açúcar, 4 biscoitos

1 sachê de açafrão

meia cebola, sal

azeite extra virgem

Preparação

Para a receita da Sopa do Almirante, pique a cebola e doure em uma panela com um fio de azeite por 23 minutos. Adicione o arroz e toste por 2 minutos, depois acrescente o caldo e o açafrão. Cozinhe por cerca de 25 minutos, acrescentando o grão de bico nos últimos 5 minutos. Leve o vinagre e o açúcar para ferver e cozinhe por 20 minutos, até reduzir a uma calda. Corte a cidra cristalizada em cubos e mergulhe as passas em água. Corte o peixe-espada em pedaços e doure-o durante 12 minutos numa frigideira com azeite e sal. Tempere com cidra, passas e xarope de vinagre. Coloque sobre os biscoitos e sirva juntamente com a sopa, completando com as amêndoas picadas.

RAVIOLI COM CHICÓRIA COM CREME DE CASTANHA

Horário 2h 30min

ingredientes

8 porções

Para o macarrão, 250 g de farinha

125 g de gemas, sal

Para o recheio

250 g de radicchio vermelho

250g de ricota

40 g de queijo maduro

1 unidade de cebola, sal e pimenta

azeite extra virgem

Completo

200 g de castanhas frescas

100 g de bacon fatiado, sálvia, sal

Preparação

Para o ravióli, Para a receita de ravióli de radicchio com creme de castanhas, bata as gemas com 20 g de água. Coloque a farinha sobre a superfície de trabalho formando uma fonte e despeje no centro as gemas batidas e uma pitada de sal. Comece a amassar as gemas e a farinha com um garfo, depois amasse com a mão, forme uma bola com a massa, embrulhe em película aderente e deixe repousar no frigorífico durante 1 hora. Para o recheio, descasque o radicchio e corte-o em rodelas. Frite numa frigideira com um fio de azeite e a chalota picada durante 3 minutos, mexendo sempre, depois misture com a ricota, o queijo picado grosseiramente, o sal e a pimenta. Para completar a massa em folhas compridas de 12 mm de espessura.

Recheie metade com as nozes do recheio, cubra com outras folhas de massa, fazendo-as aderir bem ao recheio; corte cerca de sessenta raviólis quadrados. Ferva as castanhas e descasque-as; Misture 100 g até formar um creme com 80 g de água fervente e um pouco de sal. Doure o bacon em uma frigideira grande antiaderente com algumas folhas de sálvia até ficar crocante. Tempere 30 g de castanhas cozidas na mesma frigideira do bacon. Ferva o ravióli em bastante água fervente com sal; assim que vierem à superfície, escorra-os e coloque-os na frigideira com as castanhas com algumas colheres da água do cozimento; deixe-os temperar com o fogo. Disponha-os em pratos com o creme de castanhas, o bacon e a sálvia e sirva de imediato.

SOPA DE ESPINAFRE

Tempo 30 minutos

ingredientes

6 porções

650g de batatas

300 g de leite de amêndoa

sem açúcar

250 g de espinafre novo

200 g de linguiça picante

com pimenta e erva-doce

80 g de cebolinhas

40 g de amêndoas com casca

azeite extra virgem, sal

Preparação

Para a receita da sopa de espinafre, pique as cebolinhas e frite-as em uma panela com 1 colher de sopa de azeite; adicione as batatas descascadas cortadas em rodelas finas, 300 g de água e o leite de amêndoa; cozinhe por 15 minutos. Adicione o espinafre, o sal, cozinhe por mais 5 minutos, depois bata tudo até obter um creme. Descasque a linguiça e a torrada. Corte as amêndoas em rodelas e toste-as. Sirva o creme com a linguiça e as amêndoas. Enfeite a gosto com folhas de espinafre, um fiozinho de azeite e pimenta-do-reino moída na hora.

NHOQUE COM AMIDO E MOLHO DE VEGETAIS

Tempo 1h 20 minutos

ingredientes

4 pessoas porções

1 kg de batatas vermelhas

200 g de fécula de batata

noz-moscada

sal

Ragu de legumes

Preparação

Para a receita de nhoque com fécula, lave as batatas e cozinhe como preferir, conforme indicado nas receitas anteriores; passe-as por um espremedor de batatas e misture com o amido, uma pitada de sal e bastante noz-moscada ralada. Forme pães de 2 cm de diâmetro e corte-os em pedaços de 23 cm; role sob a palma da mão formando bolas. Cozinhe esses nhoques em uma panela grande com água fervente com sal duas ou três vezes. Escorra-os e tempere a gosto. Preparamos um ragu de legumes. Dica: estas, como todas as outras massas, podem ser aromatizadas a gosto com açafrão, cúrcuma, tinta de lula e extrato de tomate.

RISOTTO COM CEDRO CANTADO ALCAPARRAS E SÁLVIA

Tempo 1h 15min

ingredientes

6 porções

480 g de arroz Carnaroli integral

100 gramas de açúcar

80 gramas de manteiga

60 g de parmesão, 1 cidra

Farinha de arroz

alcaparras dessalgadas

limão, sálvia

vinagre de vinho branco

Preparação

Para a receita de risoto com cidra cristalizada, alcaparras e sálvia, escalde a casca da cidra por alguns instantes. Dissolva o açúcar com 150 g de água e o suco de 1/2 cidra no fogo; adicione a casca dos cítricos à calda e após 1 minuto desligue o fogo. Deixe esfriar e corte as raspas em tiras. Torre o arroz em uma panela sem gordura por alguns minutos; molhe com 1 concha de água fervente e cozinhe por 4045 minutos, adicionando aos poucos um pouco de água fervente. Enquanto isso, aqueça o óleo de amendoim; Farinha 30 folhas de sálvia com farinha de arroz e frite por alguns segundos. Escorra-os e coloque-os sobre papel de cozinha para secar. Salgue-os levemente ao usar. Por fim, misture o risoto com a manteiga, o parmesão e 1 colher de vinagre e tempere com sal. Adicione as raspas de 1/2 limão e um fiozinho de azeite virgem extra.

PENNE COM ABÓBORA E GORGONZOLA

Tempo 45 minutos

ingredientes

6 porções

600 g de polpa de abóbora

500g de penne

200g de gorgonzola

60 g de sementes de abóbora

1 unidade de chalota

azeite extra virgem

sal

Preparação

Para a receita de penne com abóbora e gorgonzola, corte a polpa da abóbora em cubos grossos. Corte a chalota em fatias finas e doure-a numa frigideira com um fio de azeite; adicione 500 g de abóbora e 300 g de água. Cubra com a tampa e cozinhe por 1.012 minutos em fogo baixo. Misture tudo com 1 colher de sopa de óleo, acrescentando água se necessário, até obter um creme. Torre as sementes de abóbora em uma frigideira quente e reserve. Frite os restantes cubos de abóbora na frigideira com um fio de azeite; sal. Cozinhe o macarrão al dente, escorra e misture com o creme de abóbora. Sirva completando com os cubos de abóbora, os pedaços de gorgonzola e um punhado de sementes de abóbora.

NHOQUE COM MOLHO DE CORDEIRO GENGIBRE E AMENDOIM

Tempo 1h 30min

ingredientes

4 pessoas

500g de batatas

500 g de carne de cordeiro

300 gramas de tomate

200 g de farinha 00

200g de manteiga de amendoim

200g de cebola

100 g de gengibre fresco

30 g de purê de tomate

1 pimenta malagueta, alecrim, sal

Preparação

Para a receita de nhoque com cordeiro, gengibre e molho de amendoim, ferva as batatas inteiras, descasque-as e amasse com um espremedor de batatas; Misture imediatamente o purê obtido com a farinha, acrescentando sal a gosto. Enfarinhe a superfície de trabalho e modele o nhoque, formando primeiro um fio de cerca de 1 cm de diâmetro com a massa, depois cortando-o em pedaços de cerca de 1 cm; Por fim, modele o nhoque na ponta de um garfo. Misture a manteiga de amendoim com 400 g de água e bata no liquidificador de imersão, misturando bem. Deixe ferver e cozinhe, mexendo com um batedor, por cerca de 5 minutos, até começar a engrossar. Cubra com uma tampa, abaixe o fogo e continue cozinhando por mais 25 minutos, mexendo de vez em quando.

Corte os tomates em pedaços pequenos; descasque o gengibre e a cebola e corte-os também em pedaços pequenos. Misture tudo com a pimenta malagueta, as agulhas de um raminho de alecrim e 500 g de água. Corte a carne de borrego em pedaços e cozinhe numa caçarola com 15 g de sal e misture o tomate, a cebola e o gengibre durante cerca de 35 minutos, em lume médio e com a caçarola semi-tapada. Adicione o molho de amendoim e 200 g de água e continue cozinhando por mais 30 minutos, com a panela parcialmente tampada; adicione também o purê de tomate, misture e continue cozinhando por mais 20/25 minutos, sempre com a panela parcialmente tampada. Cozinhe os nhoques em água fervente com sal até que subam à superfície; escorra com uma escumadeira, tempere com o molho e sirva imediatamente.

LINGUINE ALLA PUTTANESCA

Tempo 35 minutos

ingredientes

4 porções

400 g de tomate pelado

350 g de linguine

80 g de azeitonas verdes

40 g de alcaparras dessalgadas

2 filés de anchova em azeite

alho sal

Pimenta

salsinha

azeite extra virgem

Preparação

Para a receita de linguine alla puttanesca, frite 1 dente de alho, um pedacinho de pimenta malagueta e as anchovas em bastante azeite até derreterem. Retire o alho e acrescente os tomates, amassando-os com uma colher; adicione as azeitonas sem caroço e corte as alcaparras em pedaços pequenos. Cozinhe por 10/15 minutos. Enquanto isso, ferva o linguine em água fervente com sal. Escorra-os al dente e coloque-os na panela com o molho. Complete o macarrão com um punhado de salsinha picada e sirva.

BORLOTTI E ESPINAFRE COM TALEGGIO

Tempo 1h 45 minutos

ingredientes

6 pessoas porções

400 g de feijão borlotti reidratado

250 g de folhas de espinafre

150 g de queijo taleggio

100 gramas de alho-poró

pão caseiro

sálvia, tomilho

concentrado de tomate

pimenta fresca

azeite extra virgem

sal e pimenta

Preparação

Para a receita de feijão borlotti estufado e espinafre com queijo taleggio, coloque o feijão em uma panela de pressão e adicione água até cobri-lo em dois centímetros. Feche a tampa e ligue o fogo ao máximo; quando a panela apitar, transfira para o fogo menor e continue cozinhando por mais 12 minutos, com a chama no mínimo. Resfrie a panela de pressão em água corrente, abra-a, salgue e apimente o feijão e deixe descansar por 10 minutos. Descasque o alho-poró e corte-o em pedaços pequenos. Frite por 10 minutos em fogo baixo em uma panela com 1/2 pimenta malagueta fatiada, 60 g de azeite, 1 colher de sopa de extrato de tomate, 5 folhas de sálvia e uma pitada de sal.

Adicione ao feijão e cozinhe por 50 minutos, depois desligue e deixe descansar. Aqueça uma frigideira com um fio de azeite e doure as folhas de espinafre, algumas de cada vez, por alguns minutos, acrescentando sal a gosto. Corte três fatias de pão caseiro em cubos e doure-as numa frigideira com um fio de azeite, uma pitada de sal e um raminho de tomilho, até ficarem douradas e crocantes. Corte o taleggio em rodelas de ½ cm de espessura; retire a crosta e parta em fatias. Transfira o feijão para uma assadeira, coloque por cima os espinafres salteados, reunidos em tufos, e o queijo taleggio em pedaços. Cozinhe a 180°C por 3 minutos. Retire do forno, complete com os cubos de pão crocante e sirva.

RISOTTO CREME COM PASTA DE AVELÃ

Tempo 25 minutos

ingredientes

4 pessoas

360 g de arroz Carnaroli

25 g de pasta de avelã

10 avelãs inteiras torradas

1 cebola branca

vinagre de maçã

vinho branco seco

caldo de legumes

azeite extra virgem

Preparação

Para a receita de risoto cremoso com pasta de avelã, doure delicadamente a cebola fatiada em algumas colheres de azeite até que ela perca toda a água e fique translúcida. Adicione o arroz e toste-o brevemente, adicione 1 copo de vinho branco e continue cozinhando adicionando um pouco de caldo de legumes quente. Retire do fogo 2 minutos antes do horário programado. Misture o risoto com a pasta de avelã e acrescente algumas colheres de vinagre de arroz para calibrar a acidez. Disponha em pratos, finalize com um fio de azeite e, se desejar, acrescente cerefólio e couve.

MASSA CASEIRA E FEIJÃO

Tempo 1h 30min

ingredientes

6 porções

1kg de feijão borlotti fresco

100 g de farinha 00

100 g de sêmola moída novamente

sêmola de trigo duro mais um pouco

30 g de banha fatiada, 2 ovos

1 talo de aipo

1 unidade de cenoura pequena

1 unidade de cebola pequena

Alho, Alecrim, Louro

Concentrado de tomate

Azeite virgem extra

sal e pimenta

Preparação

Comece descascando os grãos frescos e recolhendo-os em uma tigela. Corte o aipo, a cenoura e a cebola em cubinhos. Amoleça os legumes em uma panela com 4 colheres de sopa de óleo e 2 folhas de louro por 23 minutos. Em seguida, adicione uma colher de extrato de tomate. Cozinhe por 12 minutos, depois acrescente 2 litros de água fria e o feijão. Quando ferver, acrescente um raminho de alecrim, tampe e cozinhe por cerca de 30 minutos. No final adicione sal e pimenta. Misture a semolina e a farinha com os ovos até obter uma massa lisa. Cubra e deixe descansar na geladeira por 1 hora. Abra a massa em uma folha fina sobre uma superfície enfarinhada e corte-a em quadrados com uma roda dentada.

Escorra metade do feijão cozido. Retire as folhas de louro e o alecrim e bata a sopa até ficar cremosa. Adicione o feijão inteiro às natas e leve novamente ao lume. Quando ferver, acrescente o macarrão e cozinhe por 3 minutos. Pique muito finamente meio dente de alho, as folhas de 2 raminhos de alecrim e a banha. Numa frigideira quente, doure a mistura obtida sem qualquer outra gordura até que a banha derreta. Adicione a mistura dourada ao macarrão e ao feijão e misture bem. Desligue o fogo e deixe esfriar antes de servir, com pimenta moída na hora.

RISOTTO COM ROSAS

Tempo 30 minutos

ingredientes

Porções para 2 pessoas

160 g de arroz arbóreo

50 g de creme fresco

50g de manteiga

3 botões de rosa comestíveis

vinho rosé

Queijo parmesão ralado

Água de rosas

sal e pimenta

Preparação

Para a receita do risoto de rosas, corte as pétalas de 2 botões de rosa e limpe-os retirando a parte branca da base, que fica um pouco amarga. Amoleça metade em uma panela com uma noz de manteiga. Adicione o arroz e toste por 1 minuto, depois adicione 1/2 copo de vinho rosé. Salgue e adicione uma concha de água fervente, depois cozinhe o arroz por 15/18 minutos, adicionando água fervente aos poucos. No final do cozimento, acrescente as pétalas restantes. Misture o risoto com 1 colher de sopa de parmesão ralado, o creme de leite e a manteiga e 1 colher de sopa de água de rosas. Sirva o risoto enfeitando-o com as pétalas do terceiro broto e completando com uma pitada de pimenta.

TAGLIOLINI COM SCAMPI COM LIMÃO, FUNCHO E AMÊNDOAS

Tempo 1h 15min

ingredientes

6 pessoas porções

1 kg de camarão

400 g de sêmola de trigo duro

100 g de farinha 00, 2 ovos

1 cebola, 1 cenoura

1 talo de aipo

1 limão, manteiga

erva-doce, amêndoas

vinho branco seco

azeite extra virgem, sal

Preparação

Limpe os lagostins: separe as cabeças e retire os olhos, que estão amargos, e corte-os ao meio no sentido do comprimento. Descasque as caudas e reserve a polpa na geladeira. Prepare o aipo, a cenoura e a cebola picados grosseiramente. Numa panela, doure as cabeças e as cascas das caudas dos lagostins com um fio de azeite, esmagando-as com uma concha, durante 1 minuto. Adicione os legumes picados e deglaceie com 1/2 copo de vinho. Em seguida, adicione 1/2 litro de água e cozinhe em fogo baixo por 18/20 minutos. Filtre por uma peneira e deixe esfriar o caldo resultante. Misture a sêmola de trigo duro com a farinha. Misture-os com os ovos inteiros e cerca de 160 g de caldo. Trabalhe a mistura até obter uma mistura homogênea.

Deixe descansar por 30 minutos na geladeira, tampado. Abra a massa em folhas finas e corte-as, obtendo o tagliolini. Para o molho, refogue as caudas do lagostim em uma panela com uma noz de manteiga por 2 minutos. Se quiser mantê-los retos, espete-os com um palito para que o calor do cozimento não os enrole. Retire-os da panela e, entretanto, ferva os tagliolini em água fervente com sal por 2 minutos. Despeje o líquido do cozimento na panela com 1 concha do caldo restante. Escorra o tagliolini e refogue por 1 minuto na frigideira, depois sirva com as caudas de lagostim. Complete-os com raspas de limão raladas, erva-doce e amêndoas fatiadas.

MACARRÃO COM MOLHO DE TAMARINDO (HYDERABADI SALAN)

Hora 1h

ingredientes

4 pessoas

500 g de tagliatelle de ovo

50 g de amendoim torrado

40 g de polpa de tamarindo

2 dentes de alho, 2 tomates

2 pimentões verdes

2 berinjelas grandes

1 cebola, 1 limão

gengibre fresco, coentro fresco

sementes de cominho, sementes de gergelim

sementes de mostarda preta

óleo de amendoim, açúcar granulado

azeite extra virgem, sal

Preparação

Para a receita de macarrão com molho de tamarindo (hyderabadi salan), escalde os tomates, retire a casca, corte-os em pedaços pequenos, retire também as sementes e depois pique. Pique a cebola e os pimentões. Dilua a polpa de tamarindo em 30 g de água. Misture a cebola com os dentes de alho descascados, 35 g de amendoim, os tomates picados, ½ cm de raiz de gengibre, a malagueta picada, 2 colheres de sopa de sementes de sésamo, ½ colher de chá de sementes de cominhos, o sumo de limão, ½ colher de sopa de açúcar e o tamarindo diluído, até obter uma pasta lisa (se não quiser um sabor muito picante, reduza a quantidade ou elimine totalmente as pimentas). Aqueça 2 colheres de sopa de azeite extra virgem em uma panela e adicione ½ colher de chá de sementes de mostarda preta e torre-os até que os temperos comecem a estalar; adicione a mistura batida e deixe temperar em fogo baixo por 1 minuto, depois adicione algumas conchas de água e continue cozinhando por 15 minutos, mexendo de vez em quando e adicionando sal. Corte as berinjelas em cubos e frite em bastante óleo de amendoim por 45 minutos, até dourar. Escorra-os em papel de cozinha. Cozinhe o tagliatelle em água fervente abundante com sal de acordo com os tempos indicados na embalagem; escorra-os e junte-os ao molho com um pouco da água da cozedura. Misture bem, deixe temperar por 12 minutos e depois acrescente as berinjelas fritas. Pique os amendoins restantes e distribua sobre o tagliatelle; complete com um pouco de coentro picado e um fio de azeite virgem extra.

RISOTO DE CÍTRICOS

Tempo 40 minutos

ingredientes

Porções para 4 pessoas

250 gramas de arroz

2 tangerinas

1 toranja

1 chalota

caldo de legumes

Queijo parmesão ralado

azeite extra virgem

manteiga, sal

Preparação

Para a receita de risoto de frutas cítricas, recupere as cascas das frutas cítricas, corte-as em filés e escalde-as por 2 minutos em água fervente; escorra-os e deixe-os secar. Corte os gomos de 1 tangerina e, se desejar, retire-os da casca. Pique a cebola e refogue delicadamente em uma panela grande com uma fina camada de azeite. Adicione o arroz, torre por 1 minuto e depois misture com o suco de toranja e 1 tangerina mista. Cozinhe por cerca de 15 minutos, acrescentando aos poucos o caldo de legumes. Por fim, junte 60 g de manteiga e 80 g de parmesão ralado. Sirva imediatamente, completando com um pouco de raspas e gomos de tangerina.

PENNE, BRÓCOLIS AVELÃS E PAPRIKA

Duração 30 minutos

ingredientes

Porções para 4 pessoas

320g de penne rigate

50 g de avelãs torradas e descascadas

1 brócolis

páprica defumada

azeite extra virgem, venda

Preparação

Para a receita de penne, brócolis, avelãs e páprica, prepare o brócolis: separe as florzinhas do caule. Recolha todas as partes do caule e galhos e descasque-os parcialmente, removendo apenas os fatores externos mais fibrosos. Ferva as florzinhas e o resto

lindas folhas por 34 minutos (serão utilizadas
para completar os pratos); escorra-os com
uma escumadeira (as florzinhas ficam
ligeiramente al dente). Corte os caules e
florzinhas maiores em pedaços e cozinhe-os
na mesma água até ficarem macios. Escorra
com uma escumadeira e misture com 30 g de
avelãs e duas colheres de azeite, sal e a ponta
de uma colher de chá de páprica defumada;
ajuste a consistência, que deve ser cremosa:
se necessário, acrescente um pouco da água
do cozimento. Aqueça o creme de leite em
uma panela grande. Escorra os brócolis na
água do cozimento, ferva o penne, escorra al
dente e misture no creme de brócolis.
Disponha-os em pratos e complete-os com os
floretes, as folhas escaldadas alguns instantes
em água a ferver, as restantes avelãs picadas
grosseiramente e o colorau fumado.

ARROZ CASEIRO (ARROZ CASERO) COM TOMATE E PIMENTA

Tempo 35 minutos

ingredientes

Porções para 6 pessoas

800 g de tomate maduro

400 g de arroz Carnaroli

6 folhas de manjericão

2 talos de aipo

1 cebola

1 cebolinha

pimenta seca

sal azeite extra virgem

Preparação

Para a receita de arroz caseiro (Arroz Casero) com tomate e malagueta, prepare o caldo levando à fervura 500/600 g de água com a cebola descascada, os talos de aipo e uma pitada de sal: cozinhe por 15/20 minutos para deixe-os dar sabor. Misture o tomate cru com a cebolinha, eliminando a raiz e a parte verde. Lave o arroz para retirar o amido, seque-o com papel de cozinha e toste-o numa frigideira grande antiaderente (ø 25/30 cm) com 45 colheres de azeite durante 23 minutos em lume alto. Adicione ao arroz o molho de tomate e cebolinha, uma pitada de sal, uma pitada de pimenta malagueta (dependendo do seu gosto), 23 folhas de manjericão e cozinhe em fogo baixo por 15 minutos.

minutos, espalhe bem o arroz na panela com as costas da colher e nunca cubra; depois de seco o molho, acrescente um pouco de caldo de cada vez (uma concha) e continue por mais 8/10 minutos: deve ficar levemente al dente, como o arroz da paella. Leve o arroz à mesa, completando com mais folhas de manjericão e, se quiser, mais pimenta malagueta. O ingrediente: como pimenta usamos chile de árbol, uma variedade mexicana meio picante. Pode ser substituído por outros tipos desde que em flocos, que são mais saborosos, e não em pó.

FILEJA TROPEANI (CALABRIANA)

Hora 1h

ingredientes

8 pessoas

600 g de farinha 00

400 g de farinha de trigo duro

Molho de tomate fresco

azeite extra virgem

manjericão

sal

Preparação

Para a receita da fileja di Tropea da Calábria, misture as duas farinhas e peneire-as na superfície de trabalho. Forme uma cratera no centro e comece a despejar aos poucos 500 g de água em temperatura ambiente. Amasse primeiro com os dentes de um garfo e depois com as mãos. Trabalhe vigorosamente com as palmas das mãos durante cerca de 20 minutos, até obter uma massa lisa e elástica. Pegue alguns pedaços e molde-os em cordões de cerca de 5 cm; em seguida, deslize-os ao longo de um fio de metal (fileja) até obter um macarrão de 8/10 cm. Aos poucos, arrume a fileja sobre uma superfície enfarinhada; cozinhe em água salgada por 60 minutos. Tempere-os com molho de tomate e folhas de manjericão.

LINGUINE COM MOLHO DE PEIXE

Tempo 1h30min

ingredientes

Porções para 6 pessoas

480 g de linguine

500 g de purê de tomate

250 g 1 polvo pequeno já limpo

150 g de choco já limpo

150 g de cauda de camarão descascada

150 g de filés de bacamarte

100 g de polpa de peixe branco

3 chalotas picadas

1 lula limpa, 120 g de aipo

cenoura, cebola, 100 g de vinho branco seco

1 dente de alho, 1 pimenta malagueta fresca

azeite extra virgem

salsa picada

sopa de peixe

Preparação

Para a receita de linguine com molho de peixe, corte os peixes, crustáceos e moluscos em pedaços. Numa panela doure o aipo, a cenoura e a cebola com azeite e alho, depois acrescente todo o peixe, deglaceie com o vinho, deixe evaporar, acrescente o purê de tomate, 1 concha de caldo de peixe e a pimenta malagueta cortada ao meio no sentido de comprimento; abaixe o fogo e cozinhe por cerca de 40 minutos; Por fim, retire a pimenta e o alho. Cozinhe o linguine em água fervente com sal, escorra al dente e tempere na panela com o ragù, acrescentando 1 concha da água do cozimento e a salsa picada.

PENA, CHOCO
E BOTTARGA

Tempo 50 min + 1h de marinada

ingredientes

4 pessoas

400 g de choco limpo

300 gramas de tomate

320 g de meio penne

40 gramas de erva-doce

40 g de bottarga

1 pimenta verde picante

vinho branco seco

tomilho, salsa

azeite extra virgem

sal e pimenta

Preparação

Para a receita de penne, choco e bottarga,
corte os tomates cereja em pequenos pedaços
e tempere-os com 35/40 g de azeite, pimenta
moída na hora e pimentão verde picado.
Deixe marinar por 1 hora. Coloque os chocos
numa panela, cubra-os com água fria e
tempere com um pouco de vinho branco, 23
raminhos de tomilho e um raminho de salsa.
Deixe ferver e cozinhe por 67 minutos; deixe
os chocos esfriarem na água em uma panela
tampada e depois corte-os em tiras finas.
Leve uma panela com água para ferver,
tempere com a erva-doce picada e cozinhe o
macarrão, escorra al dente. Deixe esfriar
espalhando num tabuleiro com o funcho de
cozinha e tempere tudo com um fio de azeite.
Transfira o meio penne com a erva-doce
para uma saladeira; adicione as tiras de
choco, o tomate marinado, a bottarga em
flocos e tempere com sal.

LINGUINE COM CAMARÃOES CRU

Tempo 25 minutos

ingredientes

4 pessoas

350 g de rabo de camarão

Linguine 320 g

2 pimentas frescas

4 camarões inteiros

alho

pistache picado

azeite extra virgem

sal

Preparação

Para a receita de linguine de scampi cru, descasque as caudas de scampi e lave-as, abra-as ao meio no sentido do comprimento e coloque-as sobre uma folha de filme plástico. Cubra-os com outra folha de película aderente e amasse-os com um amaciador de carne, obtendo uma espécie de carpaccio. Descasque os camarões inteiros, retire as cabeças e guarde as caudas. Ferva o linguine em água fervente com sal. Numa panela, aqueça 4 colheres de sopa de azeite com 1 dente de alho picado e a pimenta malagueta, sem sementes e cortada em pedaços pequenos. Cozinhe por 2 minutos e adicione 2 colheres de sopa de pistache picado. Escorra o macarrão e refogue neste óleo. Sirva com o carpaccio de camarão e decore com as caudas inteiras.

PIZZOCCHERI

Tempo 1h 30min

ingredientes

Porções para 4 pessoas

Os Pizzoccheri

400 g de farinha de trigo sarraceno

100 g de farinha 00

sal

o tempero

250 gramas de batatas

200 g de folhas de couve

120 gramas de manteiga

180 g de queijo Asiago

100g de Grana Padano

2 dentes de alho, sal

Preparação

Para os pizzoccheri, misture a farinha de trigo sarraceno e a farinha 00 com cerca de 250 g de água e uma pitada de sal até obter uma massa firme e lisa. Deixe descansar coberto por 30 minutos. Em seguida, estenda em uma folha de 23 mm de espessura e corte os pizzoccheri: tiras de aproximadamente 5 mm de largura e 78 cm de comprimento. Para o molho Corte o asiago em rodelas finas. Descasque as batatas e corte-as em pedaços. Limpe o repolho, retire a costela central e corte as folhas em pedaços pequenos. Ferva as batatas em pedaços em uma panela grande com água fervente com sal por cerca de 5 minutos, acrescente o repolho cortado em tiras e os pizzoccheri e cozinhe por cerca de dez minutos.

Entretanto, num tacho pequeno aqueça a manteiga com os dentes de alho até começar a colorir. Escorra o pizzoccheri, o repolho e as batatas com uma escumadeira e arrume a primeira camada em uma assadeira; polvilhe-os com os queijos fatiados e o parmesão ralado, depois escorra os demais pizzoccheri e proceda em camadas até que os ingredientes se esgotem. Despeje a manteiga dourada sobre os pizzoccheri e sirva imediatamente.

CANELANOS SICILIANOS

Hora 1h

ingredientes

Porções para 4 pessoas

800 g de ensopado de carne

500 g de folhas de macarrão

com ovo para lasanha fresca

200g de parmesão ralado

2 ovos

azeite extra virgem

sal

Pimenta

Preparação

Para a receita do cannoli siciliano, corte a massa em retângulos de aproximadamente 8 x 12 cm. Mergulhe-os alguns instantes em água fervente com sal, escorra-os e espalhe-os, sem sobrepor, sobre panos de prato; deixe-os esfriar. Pique o guisado bem fino com uma faca, tempere com 100 g de parmesão ralado, misture e tempere com sal e pimenta. Distribua a carne pelos retângulos de massa e embrulhe começando pelo lado mais curto para obter os canelones. Coloque-os em uma assadeira untada com óleo, polvilhe com o restante do parmesão ralado e leve ao forno a 180°C por 15/20 minutos. Retire do forno e polvilhe com os ovos batidos, leve ao forno novamente na grelha por 78 minutos, retire do forno e sirva.

CASCAS DAMASCO E PAPRIKA NO CREME DE GRÃO DE BICO

Tempo 40 minutos

ingredientes

4 pessoas

350 g de macarrão com casca

220 g de grão de bico cozido escorrido

120 g de grão de bico preto cozido escorrido

6 damascos

Páprica picante

manjericão, limão

azeite extra virgem

sal, pimenta, gelo

Preparação

Para a receita das cascas, adicione os damascos e a páprica ao creme de grão de bico e cozinhe as cascas em água fervente com sal. Escorra, tempere com um fio de azeite e deixe esfriar, espalhando sobre uma bandeja. Bata o grão de bico com 80 g do líquido de conserva e 50 g de água, o suco de 1/2 limão, sal, pimenta e 2 colheres de azeite, obtendo um creme. Doure o grão de bico preto em uma panela com 2 colheres de sopa de óleo e uma pitada de páprica em pó. Misture um raminho de folhas de manjericão com 1 cubo de gelo e 40 g de óleo. Recolha a massa numa tigela e tempere com o grão de bico preto e o seu azeite, junte os damascos picados e coloque tudo sobre o creme de grão de bico. Finalize com um pouco de páprica.

ZITI ASSADO

Tempo 1h 15min

ingredientes

Porções para 6 pessoas

500 g de ziti

500 g de purê de tomate

400 g de polpa de carne picada

250 g de scamorza ralada

2 ovos cozidos

1 cebola

Queijo parmesão ralado

azeite extra virgem

sal e pimenta

Preparação

Para a receita do ziti assado, pique a cebola, frite em uma frigideira com uma fina camada de azeite, tempere com 200 g de polpa bovina, em seguida acrescente o purê de tomate e o sal. Cozinhe o molho por 35 minutos. Misture a polpa restante com 30 g de parmesão, 2 colheres de azeite, sal e pimenta. Forme bolinhas do tamanho de uma azeitona. Refogue as almôndegas na frigideira com uma fina camada de óleo, deixando dourar por igual, depois cozinhe no molho por 5 minutos, reservando um pouco. Ferva o ziti al dente; escorra-os, coloque-os no molho e transfira-os para uma assadeira. Misture com a scamorza e as rodelas de ovo cozido; distribua as almôndegas reservadas na superfície, polvilhe com parmesão e leve ao forno a 190°C por 20 minutos. Também é bom morno ou em temperatura ambiente.

RISOTTO COM PIMENTÃO VERDE

Tempo 30 minutos

ingredientes

Porções para 4 pessoas

320 g de arroz Vialone Nano

80 gramas de manteiga

80g de pecorino

60 g de rúcula

2 pimentões verdes

vinho branco seco

Óleo de amendoim

sal

Preparação

Para a receita de risoto de pimentão verde, toste o arroz com uma pitada de sal. Deglaceie com um pouco de vinho branco e cozinhe por cerca de 16 minutos, acrescentando água fervente, aos poucos. Limpe os pimentões, retirando as sementes e os filamentos brancos. Reserve um para decoração e misture os outros na centrífuga com o foguete. Frite o pimentão reservado em óleo de amendoim quente por 2 minutos, escorra, retire a casca e corte em pedaços pequenos. Misture o risoto com o suco de pimenta (guarde um pouco), a manteiga e o pecorino. Complete com gotas de suco centrifugado, pimenta malagueta frita e rúcula a gosto.

RISOTTO COM FONTINA E MAÇÃS

Tempo 25 minutos

ingredientes

Porções para 4 pessoas

350 g de arroz Carnaroli

150 g de Fontina DOP

130 gramas de manteiga

50g de parmesão ralado

3 maçãs verdes

caldo de legumes

kirsch, sal

Pimenta

Preparação

Para a receita do risoto de Fontina e maçã, torre o arroz com 50 g de manteiga e uma pitada de sal por 2/3 minutos. Despeje o kirsch e adicione 1 concha de caldo. Cozinhe, acrescentando um pouco de caldo de cada vez (cerca de 1 litro), por 15 minutos. Misture o risoto com a manteiga restante, o parmesão ralado e a fontina cortada em cubos. Adicione também 2 maçãs descascadas e cortadas em cubos. Cubra o arroz e deixe descansar por 3/4 minutos. Corte a maçã restante em fatias finas. Tempere com sal e pimenta e sirva, completando com as rodelas de maçã e, se desejar, com a salva frita.

RISOTTO COM BLUEBERRIES, BLACKBERRIES, E FONTINA

Tempo 35 minutos

ingredientes

4 pessoas

320 gramas de arroz

250 g de mirtilos

200g de manteiga

180 g de fonte

125 g de amoras

2 chalotas, sal

vinagre de vinho branco

vinho branco seco

azeite extra virgem

Preparação

Para a receita do risoto de mirtilo, amora e fontina, descasque e pique a chalota. Aqueça 5 colheres de sopa de vinagre em uma panela com ½ copo de vinho branco e sal. Quando levantar fervura acrescente a chalota, depois de 24 minutos acrescente a manteiga fria, retire do fogo e bata. Corte os mirtilos ao meio e coloque-os em uma panela pequena com 4 colheres de sopa de óleo bem quente e 2 pitadas de sal; amasse um pouco e doure por 23 minutos em fogo alto. Torrar o arroz a seco com uma pitada de sal; quando estiver quente acrescente a manteiga batida; após 1 minuto despeje água quente sem sal, depois de mais 2 minutos adicione o molho de mirtilo e cozinhe, adicionando a água quente necessária (serão 16 minutos no total). No final do cozimento junte 60 g de fontina;

PAELLA ITALIANA

Tempo 30 minutos

ingredientes

6 pessoas

500 g de mexilhões limpos

400 g de lula limpa

400 g de cauda de camarão descascada

400 g de arroz arbóreo

2 sachês de açafrão

1 cebola

sopa de peixe

azeite extra virgem

salsa, limão

Preparação

Para a receita da paella italiana, pique a cebola e doure em uma panela com um fio de azeite. Torre o arroz por 2 minutos, acrescente 800 g de caldo e o açafrão. Deixe ferver, cubra com a tampa, reduza o fogo ao mínimo e cozinhe por 10/12 minutos. Corte as lulas em rodelas e os tufos ao meio. Adicione-os ao arroz juntamente com as caudas de camarão (reserve as melhores) e cozinhe por mais 3/4 minutos. Abra os mexilhões na frigideira com um fio de azeite. Sirva o arroz num tabuleiro, complemente com as caudas de camarão, os mexilhões, a salsa picada e as rodelas de limão.

RECEITAS
SEGUNDO PRATOS

COELHO EM PÃO COM GOTAS DE BALSÂMICO

Tempo 30 min + 12h

tempo de descanso para a marinada

ingredientes

4 pessoas

500 g de carne de coelho

2 ovos, sálvia

alecrim, limão

vinho branco seco

farinha, pão ralado

Óleo de amendoim

vinagre balsâmico

sal e pimenta

Preparação

Para a receita de coelho panado com gotas de vinagre balsâmico, corte o coelho em pedaços pequenos e coloque-os numa tigela com um raminho de sálvia, alguns raminhos de alecrim, 34 rodelas de limão, 250 g de vinho branco, pimenta . Cubra e deixe marinar por 12 horas em local fresco. Escorra os pedaços da marinada, seque-os com papel de cozinha, depois enfarinhe-os e mergulhe-os nos ovos batidos com uma pitada de sal e passe-os na farinha de rosca. Frite-os em bastante óleo de amendoim, a 165°C, por cerca de 2 minutos. Escorra em papel de cozinha, escorra e sirva imediatamente, completando com gotas de vinagre balsâmico.

COD GRATINADO

Tempo 50 minutos

ingredientes

4 porções

800 g de filé de bacalhau dessalgado

200 g de pão ralado amanhecido

40 g de miolo de nozes

40 g de passas

8 figos secos

salsinha

alho

azeite extra virgem

Preparação

**Para a receita de bacalhau gratinado, limpe
o bacalhau, retire todas as espinhas e
coloque-o num tabuleiro próprio para ir do
forno à mesa. Misture grosseiramente o pão
ralado. Pique os figos, as nozes e as passas.
Pique finamente um raminho de salsa com 1
dente de alho e distribua parte sobre o
bacalhau. Misture o restante da mistura com
o pão ralado e os frutos secos picados.
Tempere o peixe com um fio de mosto cozido
e cubra-o com a mistura de pão e frutos
secos. Tempere com um fio de azeite e leve ao
forno a 180°C durante cerca de 20 minutos.**

BOLO DE CARNE BORLOTTI, FEIJÃO VERDE E QUEIJO, ENVOLVIDO EM PRESUNTO

Tempo 1h 45min

ingredientes

68 pessoas

350 g de feijão borlotti cozido

300 gramas de batatas

120 g de queijo tipo robiola

100 g de feijão verde

100 g de presunto cru fatiado

30g de parmesão

1 ovo, manjerona

azeite extra virgem

sal e pimenta

Preparação

Para a receita de bolo de carne com feijão borlotti, feijão verde e queijo envolto em presunto, ferva as batatas em água fervente por cerca de 40 minutos. Limpe o feijão verde e ferva-o em água fervente com sal por 5 minutos e depois escorra. Bata o feijão com 3 colheres de sopa de óleo no liquidificador de imersão. Amasse as batatas e junte-as ao creme de feijão, juntamente com o ovo, o parmesão ralado, o sal, a pimenta, um raminho de manjerona picada e o feijão verde picado. Misture tudo até que os ingredientes estejam combinados. Coloque as fatias de presunto lado a lado sobre uma folha de papel manteiga, ligeiramente sobrepostas.

Você obterá um retângulo: gire-o de forma que as fatias de presunto fiquem verticais à sua frente; arrume a mistura do bolo de carne na base. Faça um sulco no centro e recheie com o queijo, depois feche a mistura dando-lhe um formato cilíndrico. Por fim, enrole nas rodelas de presunto, utilizando o papel manteiga. Embrulhe o bolo de carne em papel, como se fosse um doce. Unte a parte externa com um fio de azeite, coloque em uma assadeira e leve ao forno a 180°C por 35 minutos; em seguida, abra o papel e cozinhe por mais 78 minutos.

CAPITONE ASSADO

Tempo 1h + 1h marinada

ingredientes

Porções para 4 pessoas

1 kg de fatias de peixe capitone

200 g de pão ralado

200 g de brócolis limpo

200 g de brócolis Romanesco limpo

120g de cenoura

100 g de repolho preto limpo

80g de vinagre branco

3 limões, 2 cebolas roxas

1 beterraba

tomilho, manjerona

alecrim, folha de louro

azeite extra virgem

sal e pimenta

Preparação

Para a receita de capitone assado, coloque as rodelas de capitone numa tigela e adicione o sumo de 2 limões, o vinagre, 100 g de azeite, duas pitadas de sal, pimenta e 4-5 folhas de louro picadas. Misture tudo bem e deixe marinar tampado por cerca de 1 hora. Misture o pão ralado com as folhas de um raminho de tomilho, uma de manjerona e as agulhas de um raminho de alecrim. Mergulhe os pedaços de capitone no pão aromatizado e passe-os nos espetos, alternando os pedaços de capitone com meias rodelas de limão.

Monte 4 espetos e coloque-os em uma assadeira coberta com papel manteiga. Leve ao forno a 180°C por cerca de 40 minutos. Entretanto prepare os legumes: descasque o nabo, corte-o em 4 gomos e ferva-os em água a ferver durante cerca de 35 minutos. Descasque as cenouras e corte-as no sentido do comprimento; corte os brócolis em tufos. Mergulhe-os em água fervente com sal, após 1 minuto adicione o repolho preto e após 3 minutos escorra tudo em água fria. Descasque a cebola, corte-a em pétalas e ferva-as durante 5 minutos na água onde cozinhou a beterraba. Retire os espetos do forno e sirva com os legumes, temperados a gosto com um fio de azeite e umas pitadas de sal.

ROLOS DE FRANGO E PORCINI GENGIBRE EM PASTA KATAIFI

Tempo 40 minutos

ingredientes

8 pessoas

400 g 8 fatias de peito de frango

180 g de cogumelos porcini

150 g de maionese

125 g de iogurte grego

90 g de pão para sanduíches

gengibre fresco

massa kataifi

cebolinha, manjericão

Óleo de amendoim

azeite extra virgem, sal

Preparação

Para a receita de rolinho de frango, porcini e cogumelo porcini com gengibre, em pasta kataifi, retire a crosta do pão e bata. Limpe os cogumelos e corte-os em pedaços pequenos. Numa frigideira doure com um fio de azeite virgem extra, 34 rodelas de gengibre e uma pitada de sal durante 23 minutos. Desligue e deixe esfriar. Pique os cogumelos finamente, pique finamente o gengibre dourado e junte tudo ao pão. Tempere com sal e acrescente 1 colher de sopa de cebolinha fatiada a este recheio.

Bata levemente as fatias de peito de frango para ficarem finas, recheie no centro com uma noz de recheio e feche como um rocambole. Enrole cada rolo de frango em massa kataifi; frite-os por 3 minutos em óleo de amendoim a 170°C, com 2/3 rodelas de gengibre. Escorra-os em papel de cozinha. Misture a maionese com o iogurte grego, um pedacinho de gengibre ralado e algumas folhas de manjericão picadas. Sirva os rolinhos com a maionese de gengibre.

COELHO COM NOZ
E ABÓBORA ASSADA

Tempo 55 minutos

ingredientes

4 pessoas

2 selas de coelho

600 g 4 fatias de abóbora amarela

200 g de polpa de abóbora Berrettina

noz-moscada

agrião selvagem

azeite extra virgem

sal

Preparação

Para a receita de coelho com noz-moscada e abóbora assada, desosse (ou peça ao açougueiro) as selas de coelho, obtendo 4 lombos desengordurados. Além disso, mantenha seus rins. Disponha as rodelas de abóbora e a polpa picada num tabuleiro, tempere tudo com um fio de azeite e sal e leve ao forno a 160°C durante cerca de 15 minutos. Retire do forno e reserve as fatias. Amasse a polpa com um espremedor de batatas e depois misture com um fio de azeite até obter um creme. Mantenha-o aquecido. Numa frigideira quente, doure os lombos de coelho com um fio de azeite, para que dourem por todos os lados.

Polvilhe com bastante noz-moscada ralada, coloque num tabuleiro e leve ao forno a 160°C durante 67 minutos. Retire o coelho do forno e deixe descansar no fogo por pelo menos 15 minutos. Reserve o molho do cozimento e misture com um fio de azeite. Separe as costelas da polpa, corte esta em pedaços e os rins ao meio. Sirva o coelho e os rins juntamente com as rodelas de abóbora e as natas e complete com as folhas de agrião selvagem e o molho do cozimento.

VIEIRAS COM UVAS E COGUMELOS

Tempo 20 minutos

ingredientes

4 pessoas

300 g de cogumelos porcini frescos

120 g de uvas brancas sem sementes

120 g de uvas vermelhas sem sementes

12 vieiras

Manteiga

alho

salsinha

sal e pimenta

Preparação

Para a receita de vieiras com uvas e cogumelos, asse as vieiras numa frigideira, numa noz de manteiga espumosa, em lume alto, virando-as dos dois lados, durante 23 minutos. Salgue-os levemente. Transfira os mariscos para um prato e guarde o suco do cozimento. Limpe a assadeira com papel de cozinha. Limpe os cogumelos e corte-os em pedaços pequenos. Corte as uvas maiores ao meio. Coloque uma nova noz de manteiga na frigideira e refogue os cogumelos porcini e as uvas com 1 dente de alho amassado e uma pitada de sal por 3 minutos. Volte a colocar na panela as vieiras e o suco do cozimento, misture, retire o alho e a pimenta e sirva com salsa picada.

PESCADOR ESTILO LUCIANA E ALCACHOFRAS CRISPY

Tempo 1h 10min

ingredientes

Porções para 46 pessoas

1kg de fatia de tamboril

150 g de purê de tomate

80 g de azeitonas verdes

30 g de alcaparras dessalgadas

3 alcachofras, 1 limão

1 dente de alho

Manjerona

tomilho, aipo

azeite extra virgem

óleo de amendoim, sal

Preparação

Para a receita de tamboril Luciana, limpe a fatia de tamboril e retire as cutículas; vire, faça duas incisões ao longo do osso central, retire e reserve. Amarre o bife de tamboril como se fosse um assado: assim manterá maior suculência durante o cozimento. Prepare um cacho aromático com um raminho de manjerona, um raminho de tomilho e um talo de aipo. Aqueça uma panela, de preferência de ferro fundido ou aço, com 2 colheres de sopa de óleo; dourar o tamboril assado durante 1 minuto, adicionar sal, juntar os alhos descascados e amassados e o cacho aromático, as azeitonas,

Adicione as alcaparras dessalgadas e cubra tudo com o purê de tomate; adicione 50 g de água, a espinha de tamboril, tampe e cozinhe por 50 minutos em fogo baixo. Limpe as alcachofras, eliminando os espinhos e a barba interna; corte-os em rodelas e mergulhe-os aos poucos em água acidulada com suco de limão. Frite as alcachofras em bastante óleo de amendoim por 56 minutos, depois escorra em papel de cozinha e sabatelli. Fatie o tamboril assado e sirva com o molho e as alcachofras crocantes.

PEITO DE PATO LATERAL
DE PORCINI

Tempo 40 minutos

ingredientes

4 porções

1 peito de pato

350 g de cogumelos porcini

200 g de maçã Renetta

1 unidade de chalota

Alecrim

salsinha

alho

vinho branco

caldo de legumes, limão

azeite extra virgem

manteiga, sal, pimenta

Preparação

Para a receita de peito de pato e acompanhamento porcini, limpe os cogumelos porcini, separando os caules e as tampas. Pique a cebola finamente; corte a maçã em cubos e os talos dos cogumelos porcini em rodelas e doure tudo numa frigideira com um fio de azeite. Faça cortes na pele do pato como uma grelha para evitar que enrole durante o cozimento. Salpique levemente o peito e doure em uma assadeira própria para ir ao forno com um fio de óleo bem quente e um raminho de alecrim, por 1 minuto e meio do lado da pele, depois vire, acrescente 1/2 copo de vinho branco, adicione metade das tampas inteiras do cogumelo porcini e leve ao forno a 200°C por 78 minutos ou um pouco mais, dependendo do grau de cozimento de sua preferência. Retire o peito do forno e deixe descansar por 10 minutos embrulhado em papel alumínio. Misture os sucos do cozimento com 40 g de caldo de legumes e as restantes capelas para obter um molho. Corte alguns dentes de alho e pique-os com um raminho de salsa. Na frigideira onde cozinhou a carne, derreta uma noz de manteiga com um pouco de raspas de limão ralada e a mistura picada, junte o vinho branco e quando estiver quase evaporado junte o molho, o sal e a pimenta. Sirva o peito de pato fatiado com os talos de maçã e porcini, as tampas e o molho.

FRANGO COM CREME
E PORCINI

Tempo 45 minutos

ingredientes

4 pessoas

1,5kg 1 frango

500 g de creme fresco

400 g de cogumelos porcini frescos

grapa 150 g

1 cebola, alho e manteiga

alecrim, sálvia

salsinha

azeite extra virgem

sal e pimenta

Preparação

Para a receita de frango com creme e
porcini, corte o frango em 8 pedaços e doure
em fogo alto em uma panela com 1 dente de
alho, sem adicionar gordura. Perfumado
com algumas folhas de sálvia e alecrim.
Depois de cozido, após 45 minutos,
acrescente o conhaque, o sal e a pimenta.
Cubra com a tampa e deixe cozinhar por
cerca de 20 minutos. Pique a cebola e refogue
numa frigideira grande com uma noz de
manteiga, um fio de azeite e uma pitada de
sal. Adicione as natas, deixe levantar
fervura, desligue o lume e tempere com sal e
pimenta. Limpe os cogumelos e corte-os em
pedaços pequenos.

Numa frigideira doure-os com um fio de azeite e 1 dente de alho com casca, durante 23 minutos. Tempere com sal e pimenta e adicione um dente de alho pequeno e picado. Pique metade dos cogumelos porcini dourados e junte-os às natas. Adicione também o frango, junto com parte do suco do cozimento, e cozinhe tudo por 5 minutos em fogo baixo, com a tampa tampada. Por fim adicione os restantes cogumelos e sirva com salsa fresca.

COURGETTES RECHEADAS

Tempo 1h 40min

ingredientes

6 pessoas

1 kg 6 abobrinhas

500 g de carne de vitela cortada em cubos

50 g de presunto cru

40 g de pão ralado seco

20g de parmesão ralado

1 ovo

1 talo de aipo

1 cenoura

1/2 cebola, leite

salsinha

vinho branco seco

azeite extra virgem

sal e pimenta

Preparação

Para a receita de abobrinhas recheadas, corte as abobrinhas horizontalmente, obtendo uma parte mais grossa, a base, e uma parte mais fina, a tampa. Esvazie generosamente a parte mais grossa e guarde a polpa obtida. Escalde as bases e as tampas em água fervente com sal por 2 minutos; Escorra-os em papel de cozinha. Pique o aipo, a cenoura e a cebola e refogue numa frigideira grande com 3 colheres de azeite durante 2/3 minutos. Adicione a polpa de vitela e doure em fogo alto, tomando cuidado para não queimar os legumes; após 5/7 minutos adicione 1/2 copo de vinho branco e 1 concha de água; diminuir o aqueça, tampe e cozinhe por cerca de 20 minutos, depois acrescente a polpa de abobrinha, outra concha de água, sal, pimenta e cozinhe por mais 15 minutos. Por fim, escorra a carne (guarde os sucos do cozimento), pique e misture com o ovo, o parmesão, o presunto picado, o pão ralado embebido em leite e espremido, 1 colher de sopa de salsa picada, sal e pimenta. Recheie as bases das abobrinhas com a mistura, feche-as com as tampas e prenda-as com algumas voltas de barbante de cozinha. Coloque as abobrinhas numa assadeira e adicione o suco do cozimento e uma gota de água, se necessário. Asse a 180°C por 20/25 minutos.

BOLO DE CARNE DE ABÓBORA, GRÃO DE BICO E COGUMELOS

Tempo 1,30 minutos

ingredientes

4 pessoas

1,5 kg de abóbora Delica

300 g de cogumelos porcini

230 g de grão de bico cozido

150 gramas de espinafre

2 ovos, tomilho

alho, salsa

Queijo parmesão ralado

pão ralado, vinagre

azeite extra virgem

sal e pimenta

Preparação

Corte a abóbora em pequenos pedaços, retire as sementes, coloque-as num tabuleiro coberto com papel manteiga, tempere com azeite, raminhos de tomilho, sal e pimenta e leve ao forno a 180°C durante 1 hora. Retire do forno e recupere a polpa; corte em pedaços e misture com o grão de bico, os ovos, o sal, a pimenta e 1 colher de vinagre. Escalde os espinafres em água fervente com sal, escorra e espalhe sobre folhas de papel de cozinha para secar. Limpe os cogumelos e corte-os em pedaços; Numa frigideira doure com um fio de azeite, 1 dente de alho, sal e pimenta durante 3 minutos e complete com um raminho de salsa picada.

Espalhe a mistura de abóbora sobre uma folha de papel manteiga untada com óleo, usando outra folha e um rolo, criando uma base retangular. Apare as bordas e cubra o retângulo de massa com espinafre. Em seguida, distribua os cogumelos no lado mais curto do retângulo e a partir daí enrole o bolo de carne com papel manteiga. Misture 1 colher de sopa de pão ralado com 1 colher de sopa de parmesão ralado e polvilhe a superfície do bolo de carne, depois leve ao forno a 170°C durante cerca de 25 minutos.

COXINHAS DE FRANGO RECHEADAS COM MOLHO EXÓTICO DE LEITE DE COCO

Tempo 1h 40min

ingredientes

4 porções

Para o frango

4 coxas de frango

180 g de castanhas cozidas

160 g de pasta de salame

Alecrim, tomilho, sal

azeite extra virgem, pimenta

Para o caril

400 g de leite de coco, 10 g de salsa

5 g de gengibre fresco, 1 unidade de pimenta verde

1 limão, coentro fresco

coentro seco, cominho, sal

azeite extra virgem

Preparação

Desossando as coxas: com uma faca afiada, corte a carne em volta do osso até que fique completamente solta. Vire a polpa do avesso como uma luva, pegue o osso, corte o restante do tecido conjuntivo e retire-o da coxa. Restará apenas uma peça, do lado de fora. Pique grosseiramente as castanhas com as folhas de um raminho de alecrim e dois raminhos de tomilho. Misture tudo com a pasta de salame e 1 colher de sopa de azeite até obter uma mistura compacta. Tempere a parte interna das coxas de frango com sal e pimenta, recheie com o recheio;

junte-os e amarre-os bem com algumas voltas de barbante de cozinha. Coloque as pernas em uma assadeira forrada com papel manteiga; tempere-os com sal, pimenta e um fio de azeite. Cozinhe-os em forno estático a 190°C por cerca de 50 minutos. Para o caril, divida a pimenta malagueta ao meio e retire o caule e as sementes; picado grosseiramente com salsa e gengibre. Misture tudo com 20 g de leite de coco, as raspas de 1/2 limão, o suco de 1 limão, 1 colher de chá de coentro seco, 1/2 colher de chá de cominho, 23 raminhos de coentro fresco e um fio de azeite. Cozinhe o leite de coco restante por 23 minutos. Deixe esfriar e depois misture com o smoothie; sal, se necessário. Sirva as coxas de frango com o curry, decorando a gosto.

TAINHAS COM PRESUNTO

Tempo 45 minutos

+ 1h de marinada

ingredientes

4 pessoas

8 salmonetes

5 fatias de presunto cru

sálvia (20 folhas)

manteiga, limão

Migalhas de pão

azeite extra virgem

sal e pimenta

Preparação

Para a receita de salmonete com presunto, limpe cuidadosamente os salmonetes: estripe-os em um jato de água corrente e passe-os faca ao longo do osso, sirva-se com um dedo e separe também o osso da polpa do outro lado; quebre o osso do lado da cabeça e corte a linha do cabelo do lado da cauda com uma tesoura; por fim, enxágue os salmonetes e coloque-os em uma assadeira. Prepare uma marinada com o suco de 1/42 limão, 4 colheres de sopa de azeite, sal e pimenta e despeje sobre os salmonetes na assadeira; cubra com filme plástico e leve à geladeira para dar sabor por 1 hora. Polvilhe 8/10 folhas de sálvia e o fundo de outra assadeira com manteiga. Recheie a barriga da tainha com uma folha de sálvia untada com manteiga; enrole o peixe na farinha de rosca. Divida as fatias de presunto ao meio. Disponha na frigideira o salmonete alternando com o presunto, polvilhe com a marinada e acrescente as restantes folhas de sálvia. Asse a 180°C por 15/20 minutos.

SALADA DE MARISCO

Tempo 30 minutos

ingredientes

4 pessoas

12 camarões vermelhos descascados

12 camarões

12 lulas médias cortadas em pedaços

4 batatas médias cortadas em cubos

1 chalota fatiada

limão cristalizado

salsinha

caldo de legumes

azeite extra virgem

sal e pimenta

Preparação

Para a receita de salada de frutos do mar, doure a chalota em um pouco de azeite, depois acrescente as batatas, cubra com o caldo de legumes quente e cozinhe até ficar cozido: misture e tempere com sal e pimenta. Descasque camarões e lagostins sem retirar a cabeça; cozinhe no vapor por no máximo 45 minutos e faça o mesmo com a lula. Distribua o creme de batata nos pratos e complete com lagostins, camarões e lulas. Tempere com um fio de azeite e decore com ervas aromáticas, rodelas de limão cristalizadas, fregola tufada e batatas fritas.

ESPETOS DE VEGETAIS COM QUIABO

Tempo 45 minutos

ingredientes

4 pessoas

500g de quiabo fresco

200g de palitos de pimenta

200 g de palitos de cenoura

100 g de pão ralado

30 g de nozes sem casca

4 folhas médias de repolho

1 maçã dourada

caril, sal

páprica doce defumada

azeite extra virgem

Preparação

Para a receita de espetos de legumes com quiabo, escalde o quiabo em água fervente com sal por 45 minutos depois de começar a ferver novamente, depois escorra em água fria, escorra e seque delicadamente com um pano. Escalde os outros vegetais também. Misture o pão ralado com 1 colher de sopa de curry, 1 colher de chá de colorau, as nozes, algumas colheres de azeite e sal; você terá que obter uma mistura bastante fina. Monte 4 espetos alternando os quiabos, os gomos de maçã e os palitos de legumes em cada palito (na época pode-se adicionar 200 g de aspargos brancos); Unte-os com óleo e passe-os na mistura de pão. Numa frigideira, doure os espetos dos dois lados até dourar. Polvilhe com sal antes de saborear.

OVO PANADO, FEIJÃO E PLATANA CRISPY

Tempo 45 minutos

ingredientes

4 pessoas

300 g de purê de tomate

250 g 1 banana madura

150g de feijão borlotti em lata

75 g de pão ralado

75 g de smoothie de salgadinho de milho

70 g de manteiga, sal

30 g de purê de tomate

6 ovos orgânicos frescos

Óleo de amendoim

azeite extra virgem

Preparação

Para a receita de ovo empanado, feijão e banana crocante, coloque o feijão cozido em uma panela por cerca de 10/15 minutos e tempere com sal. Adicione a pasta de tomate e cozinhe por mais 5 minutos. Cozinhe o purê de tomate com a manteiga e um fio de azeite virgem extra por 10 minutos e depois bata tudo no liquidificador de imersão. Tempere o feijão com este molho. Descasque a banana, corte em rodelas oblíquas, mergulhe-as em água e sal e deixe descansar por 10 minutos, depois escorra e seque em papel de cozinha.

Frite-os em bastante óleo de amendoim quente por cerca de 5 minutos, até ficarem dourados e crocantes. Cozinhe 4 ovos em água fervente por 5 minutos. Descasque e cubra-os com pão ralado, mergulhando em 2 ovos batidos, depois em pão ralado, depois novamente em ovos batidos e por último em milho em pó. Frite os ovos em bastante óleo de amendoim quente, um de cada vez, por 1 minuto, virando-os para dourar por igual. Escorra-os em papel de cozinha. Sirva com feijão e banana.

LULAS RECHEADA COM RICOTA E CATALUNHA

Tempo 50 minutos

ingredientes

4 porções

8 peças. lula

500 g de ricota

Catalunha 300 g

30 g de pão ralado

4 filés de anchova em azeite

alho, manjerona

azeite extra virgem

sal e pimenta

Preparação

Para a receita de lula recheada com ricota e catalunha, lave a catalunha e retire a parte mais dura do caule e corte-a em pedaços pequenos. Numa frigideira derreta as anchovas com um fio de azeite e 1 dente de alho. Adicione a catalunha e cozinhe por cerca de 3 minutos. Limpe as lulas, separando os sacos da cabeça com os tentáculos. Retire o bico e os olhos; remova o osso interno e as vísceras dos sacos, tomando cuidado para não quebrar nenhum saco que contenha preto. Remova os tentáculos e reserve-os. Numa tigela, misture a catalunha, a ricota, 3/4 raminhos de manjerona picada, o pão ralado e uma pitada de sal e pimenta. Coloque o recheio em um saco de confeitar e recheie a lula. Feche a boca com um palito. Cozinhe as lulas e os tentáculos por 5 minutos em uma panela quente com um fio de azeite. Tempere com sal. Servido com legumes à sua escolha.

BACALHAU EM TEMPURA COM MOLHO LIVORNÊSE E FEIJÃO VERDE

Tempo 40 minutos

ingredientes

4 pessoas

Para o bacalhau

720 g 4 postas de bacalhau dessalgado e demolhado

100 g de farinha 0, 100 g de amido de milho

água com gás

óleo de amendoim, para o molho

500 g de tomate cereja datterini

400 g de feijão verde cozido

200 g de tomate seco

20 g de alcaparras dessalgadas

4 cebolinhas, 1 dente de alho

azeite extra virgem, sal e pimenta

Preparação

Para o bacalhau, misture a farinha tipo 0 e o amido de milho com 200 g de água com gás. Mergulhe os bifes de bacalhau na massa obtida, escorra-os e frite-os em bastante óleo de amendoim a 170°C durante pelo menos 56 minutos. Coloque-os sobre papel de cozinha. Para o molho Deixe os tomates secos de molho por cerca de dez minutos, depois escorra-os e pique-os finamente com uma faca. Refogue as cebolinhas em 34 colheres de sopa de óleo, depois acrescente os tomates datterini batidos e cozinhe em fogo médio por 58 minutos; adicione os tomates secos e continue por 23 minutos, tempere com sal e pimenta e desligue. Frite o feijão verde numa frigideira com 2 colheres de azeite, o alho e as alcaparras. Sirva a tempura de bacalhau com o molho e o feijão verde, guarnecido com ervas aromáticas frescas se desejar.

COGUMELOS EM PAPEL
COM POLENTA CRISPY

Hora 1h

ingredientes

4 pessoas

Para a polenta

200 g da cobiçada farinha de milho

125 g de feijão vermelho cozido

125 g de feijão borlotti cozido

tomilho, alecrim

sementes de erva-doce

azeite extra virgem

alho, sal, para os cogumelos

1 kg de cogumelos cardoncelli

10 folhas de louro, 1 cabeça de alho

Alecrim, sálvia, sal

pimenta branca, cravo

Bagas de zimbro

Paus de canela

azeite extra virgem

Preparação

Para a polenta, leve ao fogo 1 litro de água com 1 colher de sopa de óleo e 1 colher de chá de sal; em seguida, despeje a farinha e cozinhe em fogo baixo, mexendo sempre, por cerca de 40 minutos. Pique 1 colher de chá de sementes de erva-doce com um dente de alho, algumas folhas de sálvia, algumas folhas de alecrim e tomilho.

Misture a polenta com as ervas e o feijão picados. Espalhe a polenta em uma forma de bolo forrada com filme plástico e deixe esfriar. Desenforme a polenta, já fria e firme, corte-a em rodelas e toste-a numa frigideira com um fio de azeite de ervas até as rodelas ficarem crocantes. Para os cogumelos, prepare um pacote: espalhe uma folha grande de papel alumínio sobre um prato, cubra com uma cama de alecrim, sálvia e louro, adicione 1 cabeça de alho cortada ao meio no sentido do comprimento e arrume os cogumelos cortados ao meio no sentido do comprimento. ; tempere com azeite virgem extra, sal, pimenta, alguns cravos, um pedaço de canela e algumas bagas de zimbro. Feche parcialmente o papel alumínio para deixar escapar o vapor e leve ao forno a 250°C por 10/13 minutos. Sirva os cogumelos com a polenta.

ROLO DE FRANGO COM CASTANHA

Tempo 1h 50min

ingredientes

Porções para 6 pessoas

1,7 kg 1 frango sem cabeça, limpo

700 g de castanhas

tomilho, manteiga

azeite extra virgem

sal, pimenta, louro

Preparação

Para a receita do rolinho de frango com castanhas, cozinhe as castanhas em água fervente com 1 folha de louro por cerca de 40 minutos. Escorra-os com uma escumadeira e descasque-os. Retire o frango da ponta das asas, depois desosse a sujeira cortando pelas costas: você terá que abrir e "deslizar" os ossos até

obter uma camada de polpa sobre a pele.
Bata o frango com o amaciante de carne
para obter uma camada uniforme. Em
seguida, coloque-o sobre uma folha de papel
manteiga, com a pele voltada para baixo.
Tempere com sal e pimenta, tempere com
folhas de tomilho e recheie a parte central
com castanhas. Embrulhe o frango em papel,
fechando o rolo nas pontas, depois amarre
com barbante de cozinha e coloque em uma
assadeira. Regue tudo com um fio de azeite e
leve ao forno a 180°C durante 15 minutos.
Molhe a panela com uma concha da água do
cozimento das castanhas e cozinhe por mais
50 minutos. Retire do forno e retire o
pãozinho da assadeira. Molhe todas as
sobras com uma concha da água da cozedura
das castanhas e leve novamente o tabuleiro
ao forno durante 5 minutos, para que a água
quente dissolva todas as crostas
caramelizadas. Filtre o saboroso caldo obtido
para uma panela, reduza ligeiramente ao
fogo, depois acrescente 20 g de manteiga,
obtendo assim um molho.

KOFTA (ALMÔNDEGAS DO ORIENTE MÉDIO)

Tempo 40 minutos

ingredientes

4 pessoas

500 g de carne picada finamente

160 g de iogurte desnatado

120 g de purê de tomate, 100 g de cebola

4 vagens de cardamomo

4 dentes, 3 dentes de alho

1 pau de canela

pimenta vermelha em pó, açafrão em pó

gengibre fresco, assa-fétida

farinha de grão de bico, sal

azeite extra virgem

Preparação

Para a receita de kofta (almôndegas do Oriente Médio), sele a carne picada em uma panela com algumas colheres de água por 1 minuto, depois retire a água, escorrendo bem a carne. Coloque a carne de volta na panela e cozinhe por alguns minutos; descarte o líquido que ele liberou novamente. Adicione 2 colheres de sopa de iogurte, 1 colher de chá de pimenta vermelha em pó, 1 colher de sopa de gengibre ralado, uma boa pitada de assa-fétida, 2 dentes de alho previamente amassados, 50 g de cebola picada e 2 colheres de sopa de farinha de grão de bico. Misture tudo e adicione sal. Forme almôndegas do tamanho de uma bola de pingue-pongue, possivelmente adicionando mais farinha de grão de bico para dar a consistência certa.

Passe as almôndegas na farinha de grão de bico. Numa frigideira rasa, aqueça algumas colheres de azeite extra virgem e doure as almôndegas por cerca de 5 minutos, até dourar. Numa frigideira aqueça 50 g de mostarda ou azeite virgem extra, junte a canela, o cravo, as vagens de cardamomo e uma boa pitada de assa-fétida. Quando os temperos começarem a chiar, adicione 50g de cebola picada e continue cozinhando até a cebola ficar rosada. Adicione 1 colher de sopa de gengibre ralado, o dente de alho previamente amassado e ½ colher de chá de cúrcuma; abaixe o fogo, deixe em infusão por 1 minuto, depois acrescente o purê de tomate e o restante do iogurte, continuando a cozinhar em fogo baixo, mexendo, por 45 minutos. Adicione as almôndegas e continue cozinhando por mais 56 minutos. Sirva a gosto com broto de feijão, salada, arroz ou pão crocante.

CAMARÃO, RADICCHIO E GRÃO-DE-BICO COM MOUSSE

Tempo 40 minutos

ingredientes

Porções para 4 pessoas

50 g de sementes de romã

50 g de grão de bico cozido em lata

16g de camarão

2 cabeças de radicchio vermelho longo

açúcar, vinagre branco, louro

azeite extra virgem, sal e pimenta

Preparação

Para a receita de camarão, radicchio e grão de bico com espuma, acrescente o grão de bico e amasse com 1 folha de louro por 10 minutos.

Desligue e deixe o grão de bico esfriar na água. Corte as cabeças do radicchio em 6 segmentos cada e doure-as numa frigideira com um fio de azeite, sal e pimenta. Corte os camarões ao meio no sentido do comprimento, sem descascá-los. Asse numa frigideira com um fio de azeite e uma pitada de sal, colocando primeiro no lado da carne durante 2 minutos e depois nas cascas durante 1/2 minuto. Retire-as da frigideira e torre as sementes de romã na mesma frigideira durante 1 minuto com uma pitada de açúcar e uma pitada de sal, depois adicione 3 colheres de sopa de vinagre branco. Escorra o grão de bico, reservando a água do cozimento. Tempere o grão de bico com um fio de azeite e, se necessário, sal. Pese 180 g da água do cozimento do grão de bico e bata com um batedor, como uma clara de ovo, até obter uma espuma firme. Sirva os camarões com radicchio e grão de bico,

FÍGADO, CEBOLAS, E MAÇÃS

Tempo 40 minutos

ingredientes

Porções para 4 pessoas

450 g 4 fatias de fígado de vitela

3 cebolas brancas

2 maçãs verdes douradas

farinha de louro

vinho branco seco

azeite extra virgem

manteiga, sal, pimenta

Preparação

Para a receita de fígado, cebola e maçã, corte o fígado em tiras. Corte as cebolas em fatias finas. Lave as maçãs e, sem descascá-las, corte-as em pedaços. Numa frigideira aqueça um fio de azeite, junte as maçãs e as cebolas, tempere com sal, pimenta e 2 folhas de louro e cozinhe cerca de 15 minutos; depois misture com o vinho branco e continue até a cebola ficar transparente e bem macia. Liberte a panela e derreta uma noz de manteiga no mesmo fundo; acrescente o fígado polvilhado com um pouco de farinha, sal e pimenta; adicione um pouco de vinho branco e cozinhe refogando por alguns minutos. Sirva imediatamente com acompanhamento de maçãs e cebolas.

MEXILHÕES AROMÁTICOS COM BATATAS FRITAS E DUAS MAIONESES

Tempo 40 minutos

ingredientes

4 pessoas

2 kg de mexilhões

1,5 kg de batatas

300 g de maionese

150g de pimenta vermelha

2 corações de aipo

1 cebola, alho, tomilho

mostarda, salsa, pimenta

vinho branco seco

azeite extra virgem

Preparação

Para a receita de mexilhões aromáticos com batata frita e duas maioneses, descasque as batatas e corte-as em palitos. Enxágüe com água, em uma tigela, até que a água saia limpa. Seque-as bem com papel de cozinha e frite-as em bastante óleo de amendoim, a 160°C, durante cerca de 8/10 minutos: com esta primeira cozedura as batatas amolecem e cozinham bem por dentro. Escorra-os em papel de cozinha e mantenha o óleo quente. Limpe os mexilhões e enxágue. Descasque e pique a cebola, o aipo e a pimenta. Prepare um molho com tomilho e salsa, amarrando com barbante de cozinha. Numa panela aqueça um fio de azeite virgem extra, junte os legumes picados e deixe suar durante 2 minutos.

Adicione os mexilhões e o bouquet garni, misture, pimenta e deglaze com 1/2 copo de vinho. Cubra com uma tampa e cozinhe por cerca de 2 minutos, até os mexilhões abrirem. Frite novamente os chips, a 190°C, para dourar e criar uma crosta crocante por fora. Misture metade da maionese com 1 colher de chá de mostarda. Misture o restante da maionese com 1/2 dente de alho espremido e 1 colher de sopa de salsa picada. Sirva os mexilhões com as batatas fritas, acompanhados das duas maioneses.

BACALHAU ESTILO MEDITERRÂNEO EM AGUACHILE

Tempo 20 minutos

ingredientes

4 pessoas

600 g de filé de bacalhau sem pele

15 g de alcaparras dessalgadas

10 gramas de coentro fresco

5 g de salsa fresca

1 tipo serrano de pimenta verde

1 lima, 1 limão

azeite extra virgem

sal e pimenta

Preparação

Para a receita de bacalhau mediterrâneo em aguanile, prepare o molho agua chile: misture as folhas de coentro e salsa (guarde algumas inteiras para completar) com o suco de limão e 1/2 limão, uma pitada de sal, 2 colheres de sopa de óleo e pimenta verde pimenta. Unte uma frigideira antiaderente com um fio de azeite, escorra o bacalhau em fogo alto por 23 minutos de cada lado, salgue levemente, feche com a tampa e leve ao fogo baixo por mais 56 minutos. Distribua o bacalhau em pratos, complete com 1 colher de sopa de alcaparras, o molho aguachile e, a gosto, rodelas de limão ou lima. Cubra com folhas de salsa ou coentro. O ingrediente: A pimenta serrano é uma pimenta verde inteira nativa do México. Se não for muito picante, pode ser substituído por outras variedades semelhantes.

FILÉ DE PORCO COM XAROPE DE LIEGE, FRIGGITELLI E CEBOLAS SPILLION

Tempo 35 minutos

ingredientes

4 pessoas

500 g de cebola Borettane descascada

600 g 1 pedaço de filé de porco

400 g de pimentão friggitelli

tomilho, folha de louro

azeite extra virgem

sal e pimenta

Preparação

Para a receita de filé de porco com calda de Liège, friggitelli e cebolinha, salgue e apimente o filé, polvilhe com tomilho picado e doure de todos os lados em uma frigideira com um fio de azeite, por cerca de 6/7 minutos. Adicione as cebolinhas, algumas folhas de louro, 2 colheres de sopa de xarope de Liège, sal e pimenta e cozinhe até o filé atingir os 58°C no centro, cerca de 20 minutos, virando várias vezes. Durante o cozimento a cebola vai liberar um pouco de água, que servirá para diluir a calda e os sucos da carne, formando um molho. Verifique a evaporação durante o cozimento e, se necessário, adicione uma gota de água. À parte, refogue o friggitelli em outra panela com um fio de azeite por 8/10 minutos. Sirva o assado com o molho e a cebola; complementado com friggitelli, a nota mediterrânica num prato mais continental.

ROBALO COM ESPECIARIAS INDIANAS (TAKA TAK)

Tempo 30 min + 1h de descanso

ingredientes

4 pessoas

4 filés de robalo

Para a marinada

iogurte, açafrão

sementes de carambola

pimenta vermelha em pó

gengibre fresco, mel

limonada

azeite extra virgem

sal, pimenta preta

Para o molho

manteiga, sal

sementes de carambola

suco de limão, açafrão

Preparação

Para a torrada da marinada, coloque 1 colher de chá de sementes de carambola, ½ colher de chá de pimenta preta e ½ colher de chá de pimenta malagueta em uma panela por cerca de 3 minutos, até sentir o cheiro. Pulverize os temperos em um pilão, depois adicione 1 colher de chá de gengibre picado e continue amassando; por fim adicione 2 colheres de iogurte, 1 colher de chá de mel, uma pitada de sal, 1 colher de chá de suco de limão, 1 colher de chá de açafrão e 3 colheres de óleo, misturando bem. Despeje a mistura sobre os filés de peixe e leve à geladeira por 1 hora.

Unte uma frigideira plana e grelhe o peixe por cerca de 2 minutos de cada lado. Para o molho, aqueça 2 colheres de sopa de manteiga, adicione 1/2 colher de sopa de sementes de carambola, 1/2 colher de sopa de suco de limão e 1 colher de sopa de água; reduza por 1 minuto, adicione sal, depois adicione 23 fios de açafrão, previamente reidratados em água morna, e reduza por mais alguns minutos. Disponha o peixe em pratos, polvilhe com o molho e complete a gosto com flores, ervas aromáticas e bastante açafrão em pó.

DOURADA E ENDÍVA CARAMELIZADA

Hora 1h

ingredientes

Porções para 4 pessoas

2 douradas de 800 g cada.

4 cabeças de endívia belga

mel, limão, alho

sálvia, alecrim

tomilho, folha de louro

Marsala seco, manteiga

azeite extra virgem

sal e pimenta

Preparação

Para a receita de dourada e escarola caramelizada, limpe a dourada: escame-a, corte as barbatanas e estripe-as; obtenha 4 filés, aparando a parte ventral, que é mais macia e cheia de ossos. Mantenha os recortes da cabeça, do osso médio e da barriga. Numa frigideira doure todos os restos de peixe com uma fina camada de azeite, um raminho de alecrim, um pouco de tomilho e 1 folha de louro; após 10/15 minutos adicione 1/2 copo de Marsala seco e continue cozinhando por mais 30 minutos, mexendo ocasionalmente; por fim, filtre e engrosse o molho no fogo, com um pedacinho de manteiga, por 5 minutos.

Numa panela, aqueça um fio de azeite com um raminho de alecrim, 2 folhas de sálvia e 1 dente de alho em fogo médio; adicione os filés de dourada, colocando-os com a pele voltada para baixo, cubra com a tampa e cozinhe por cerca de dez minutos. Corte as 4 cabeças de endívia ao meio e cozinhe no vapor por 10 minutos. Entretanto, misture 3 colheres de mel com 3 colheres de azeite e 2 cascas de limão, sal e pimenta e, a gosto, algumas folhas de cerefólio. Transfira a escarola para uma assadeira, pincele com a emulsão de mel e leve ao forno a 200°C por 45 minutos. Sirva os filés de dourada com o molho e acompanhe com a escarola.

FRANGO MARENGO

Tempo 45 minutos

ingredientes

Porções para 6 pessoas

1,2 kg 1 frango

500 gramas de tomate

150g limpo

Cogumelos Champignon

6 ovos,

6 caudas de camarão

farinha, alho, limão

pão caseiro

manteiga, sal

salsa picada, vinho branco seco

azeite extra virgem

Preparação

Para a receita de frango Marengo, corte o frango em 6 pedaços, separando o peito e as coxas. Farinha e doure-os numa frigideira grande com um fio de azeite, uma noz de manteiga e 1 dente de alho amassado na casca. Vire as peças de todos os lados por 5/6 minutos. Deglaze o frango com 1 copo de vinho e adicione os tomates picados. Adicione sal e cozinhe por 5 minutos. Retire os peitos e acrescente os cogumelos fatiados. Cozinhe por mais 10 minutos, depois acrescente novamente os peitos, o suco de 1/2 limão e 2 colheres de salsa e termine de cozinhar em 12 minutos. Torre 6 fatias de pão. Frite os ovos fritos por 5 minutos. Asse as caudas de camarão sem casca e junte-as ao molho com o frango. Sirva o frango ao molho, com o ovo no pão.

**TAINHA ASSADA COM
FUMETTO DE IOGURTE**

Tempo 45 minutos

ingredientes

2 pessoas

700 g 6 salmonetes

100 g de iogurte natural integral

10 tomates datterini

2 dentes de alho

1 chalota, 1 cebola

1 erva-doce, limão

azeite extra virgem

Sementes de chia

vinho branco seco

sal e pimenta

Preparação

Para a receita de tainha assada com fumet de iogurte, limpe as tainhas e abra-as como se fosse um livro, prendendo-as pelo rabo. Guarde todos os restos. Num tacho aqueça um fio de azeite, junte os restos de salmonete, os tomates, o alho, a chalota e a cebola descascada, os talos de funcho e a barbina. Adicione 100 g de vinho branco e 1/2 litro de água; deixe ferver em fogo baixo por cerca de vinte minutos, depois filtre e reduza o caldo resultante, sempre em fogo baixo, por 10 a 15 minutos, para que os sabores se concentrem. Entretanto, coloque os salmonetes num tabuleiro forrado com papel manteiga, tempere-os com um fio de azeite, sal, pimenta e raspas de limão raladas e leve ao forno a 200°C durante cerca de 10 minutos. Misture o fumet com o iogurte para obter um molho. Corte a erva-doce bem fina e tempere com azeite, sal e limão.

COELHO DOCE AZEDO

Hora 1h

ingredientes

4 pessoas

1,5 kg 1 coelho

300 g de berinjela, 60 g de mel

2 talos de aipo

1 cebola, azeitonas verdes

alcaparras salgadas, salsa

amêndoas brancas

azeite extra virgem

sal, pimenta, vinagre

Preparação

Para a receita do coelho agridoce, limpe o coelho, retire as entranhas e corte-o em pedaços. Doure em um rondó grande com 4 colheres de sopa de azeite, assando por todos os lados por cerca de 10 minutos, acrescentando sal e pimenta. Apedreje cerca de 20 azeitonas. Limpe os talos do aipo e corte-os em pedaços pequenos; descasque a cebola e corte-a em rodelas. Lave 1 colher de sopa de alcaparras do sal. Misture as azeitonas, o aipo, a cebola e as alcaparras e tempere com sal e pimenta. Deglaze o coelho cozinhado com 130 g de vinagre e acrescente o mel. Cozinhe por 2 minutos e adicione os vegetais misturados. Cubra, reduza o fogo e cozinhe por cerca de 10 minutos. Descasque a berinjela e corte-a em pedaços pequenos. Cozinhe em uma panela com 4/5 colheres de sopa de óleo por cerca de 10 minutos, até dourar. Por fim, junte as beringelas ao coelho e cozinhe por mais 10 minutos, virando os pedaços de carne de vez em quando. Desligue e deixe esfriar. Sirva o coelho com os legumes, complemente com salsa picada e amêndoas picadas.

SOPA DE CONCHA

Tempo 1h + 12h de descanso

ingredientes

4 pessoas

800 g de mexilhões

400 g de pão caseiro

300g de amêijoas

300 g de trufas do mar

200 g de tomate cereja amarelo

200 g de tomate cereja vermelho

1 dente de alho

salsinha

limão, vinho branco

azeite extra virgem

sal fino e grosso

Preparação

Para a receita da sopa de concha, mergulhe as amêijoas e as trufas do mar em tigelas separadas. Deixe escorrer por 12 horas, trocando a água com frequência. Escove as trufas do mar, que muitas vezes acumulam areia mesmo na parte externa. Lave os mexilhões em água, retire o filamento e, para retirá-lo completamente, puxe-o em direção à base arredondada da casca. Em seguida, reúna-os em uma tigela com 2 punhados de sal grosso e esfregue-os, para limpar bem as cascas, por fim enxágue em água. Corte os tomates cereja vermelhos ao meio e coloque-os na frigideira com um fio de azeite, 1 dente de alho e 2 talos de salsa.

Após 2 minutos adicione as amêijoas, tape-as e deixe-as abrir durante 2 minutos. Corte os tomates amarelos ao meio e coloque-os numa panela com um fio de azeite. Adicione as trufas, adicione uma gota de vinho, tampe e deixe abrir por 23 minutos. Abra os mexilhões em uma panela com tampa por 12 minutos. Filtre a água dos mexilhões e das trufas e guarde para a sopa. Misture todas as outras cascas e os tomates amarelos na frigideira com as amêijoas. Complete com 1 concha de água filtrada e misture tudo. Espalhe-as sobre fatias de pão torrado e complete a sopa com folhas de salsa e raspas de limão raladas.

ROBALO COM CROSTA DE SAL

E SALADA DE LARANJA

Tempo 35 minutos

ingredientes

4 pessoas

400 g 4 fatias de filé de robalo

400 g de sal marinho integral

80 g de clara de ovo

2 cebolinhas

2 corações médios de erva-doce

1 laranja

azeitonas pretas sem caroço

azeite extra virgem

sal e pimenta

Preparação

Para a receita de robalo em crosta de sal com salada de laranja, bata a clara de ovo até ficar firme e misture com o sal marrom. Forre uma panela com papel alumínio, despeje o merengue salgado e leve ao fogo. Quando o merengue estiver quente, coloque as fatias de robalo com a pele voltada para baixo. Cubra com outra folha de papel alumínio e cozinhe o peixe delicadamente por cerca de 15 minutos. Descasque a laranja (eliminando todas as cascas); retire os segmentos e corte-os em pedaços pequenos. Misture-os com as cebolinhas fatiadas, a erva-doce em rodelas finas e as azeitonas sem caroço. Tempere com azeite, sal e pimenta. Distribua a salada pelos pratos, disponha os filés de robalo, finalize com um fio de azeite e sirva.

OMELETES DE BATATA

Tempo 20 minutos

ingredientes

Porções para 4 pessoas

500 g de batatas de polpa amarela

2 claras de ovo

azeite extra virgem

sal

Preparação

Para a receita de omelete de batata, descasque e rale as batatas com um ralador de furos grandes; esprema-os e seque-os com um pano. Misture as batatas com as claras levemente batidas e uma pitada de sal. Aqueça uma frigideira antiaderente com uma fina camada de óleo, despeje a mistura de clara de ovo e batata e misture levemente. Assim que começar a dourar, embrulhe dando-lhe o formato de uma omelete.

COLHER ABÓBORA

Hora 1h

ingredientes

4 porções

1 abóbora

50 g de sementes de abóbora descascadas

1 unidade de chalota

caldo de legumes

Pimenta

sal

azeite extra virgem

açúcar

Preparação

Para a receita de abóbora com colher, escolha uma abóbora comprida e corte-a em três partes, obtendo a parte redonda na base, a comprida no centro e a tampa.

Retire a parte arredondada com uma colher. Tempere por dentro com um fio de azeite, sal e pimenta. Coloque em um prato junto com a casca (se quiser pode usar como tampa) e leve ao forno a 200°C por 40 minutos. Descasque a parte alongada e corte a polpa em cubos. Fatie a chalota e frite numa frigideira com um fio de azeite; acrescente a abóbora cortada em cubos, acrescente 2 conchas de caldo e cozinhe em fogo baixo por cerca de 20 minutos, acrescentando mais caldo à medida que vai secando. Cozinhe 2 colheres de açúcar em uma panela com 2 colheres de água e uma pitada de sal. Quando o açúcar estiver dissolvido, junte as sementes de abóbora e misture até o açúcar aderir às sementes, «recompensador». Desligue e deixe esfriar. Retire a abóbora do forno, recheie com os cubos cozidos na frigideira e complete com as sementes crocantes.

ATUM GRELHADO COM CEBOLAS DOURADAS FRITA

Tempo 35 minutos

ingredientes

Porções para 4 pessoas

900 g de filé de atum fresco

500 gramas de cebola

azeite extra virgem

sal

Pimenta

Preparação

Para a receita de atum grelhado com cebola dourada e frita, mergulhe o atum em uma panela cheia de água fervente com sal por alguns minutos. Escorra e deixe esfriar. Corte as cebolas em rodelas bem finas. Doure 300 g num fio de azeite, polvilhe com uma gota de água, acrescente sal e refogue cerca de 20 minutos. Em seguida, bata no liquidificador de imersão, obtendo um molho. Frite as cebolas restantes em óleo fervente e escorra-as em papel de cozinha. Corte o atum em rodelas e sirva com a cebola frita e amassada, tempere com sal e pimenta.

LOMBO DE PORCO COM MOLHO PECORINO

Tempo 35 minutos

ingredientes

Porções para 4 pessoas

400g de lombo de porco fatiado

200g de leite

150g de pecorino

2g de amido de milho

alho

salsa, erva-doce

orégano fresco

sálvia, sal

azeite extra virgem

Preparação

Para a receita de lombo de porco com molho pecorino, limpe as rodelas de lombo de porco e polvilhe com sal. Prepare a salsa picada, a erva-doce e o orégano. Asse a carne numa frigideira coberta com azeite dos dois lados com 1 dente de alho com casca e algumas folhas de sálvia. Por fim tempere com as ervas aromáticas picadas. Dissolva o amido de milho em 2 colheres de sopa de água fria. Leve o leite para ferver, dissolva nele o amido de milho dissolvido e mexa até começar a engrossar. Retire do fogo e acrescente o pecorino ralado. Distribua o molho pecorino nos pratos, arrume as costeletas e complete com outras ervas aromáticas conforme desejar.

MORDIDAS DE FRANGO COM TOMATE E CEBOLA VELVETE

Tempo 45 minutos

ingredientes

Porções para 4 pessoas

1 frango

150 g de purê de tomate

1 cebola

1 dente de alho

vinho branco seco

azeite extra virgem

Alecrim

sal e pimenta

Preparação

Para a receita de nuggets de frango com creme de tomate e cebola, divida o frango em pedaços e desosse. Corte a polpa em pedaços pequenos. Numa frigideira doure a carne com um fio de azeite, o dente de alho amassado e um raminho de alecrim. Deglaceie com um pouco de vinho branco, acrescente o purê de tomate, sal e pimenta e cozinhe por mais 15 minutos. Retire a carne e reserve. Retire o alho e o alecrim e bata o líquido da cozedura até obter um molho aveludado. Limpe a cebola e descasque-a, separando as cascas. Numa frigideira doure por 5 minutos com um fio de azeite, sal e alecrim. Sirva o frango com o molho e a cebola.

TRUTA DOCE E AZEDA

Tempo 25 minutos

ingredientes

Porções para 24 pessoas

2 filés de truta salmão

300 g de feijão verde

1 toranja rosa

azeitonas verdes já sem caroço

1 cebola roxa

vinagre

vinho branco

azeite extra virgem

sal, pimenta

Preparação

Para a receita de truta agridoce, limpe o feijão verde, ferva-o por 67 minutos em água fervente com sal e escorra-o. Corte a cebola em rodelas e refogue com 50 g de vinagre, 50 g de vinho e um pouco de pimenta durante 3 minutos após a fervura. Divida a toranja em gomos e, se quiser, retire a casca. Escorra a cebola, reservando o líquido do cozimento. Disponha os filés de truta em pratos com o feijão verde, a cebola, as azeitonas e a toranja. Tempere-os com o azeite e o líquido da cebola.

BURRIDA DE PEIXE FRESCO DA LÍGURIA

Tempo 1h 35min

ingredientes

Serve 8 pessoas

850 g 1 bacamarte

700 g de corvina

680 g 8 fatias de tamboril

600 g de tomate, 300 g de lula

250 g de polvo bebé

150 gramas de cebola

16 camarões vermelhos pequenos

8 lagostins, 8 chocos

azeite extra virgem

vinho branco seco

orégano seco, sal e pimenta

Preparação

Para a receita da Ligúria de burrida de peixe fresco, limpe e filé o bacamarte e a corvina, descasque os filés e corte-os em pedaços. Corte o tamboril em rodelas. Limpe o polvo, as lulas e os chocos. Escalde os tomates em água fervente, retire a casca e as sementes e corte os filés em cubos. Fatie a cebola. Monte a caçarola: distribua metade da cebola e do tomate no fundo, untado com um fio de azeite; adicione os bifes de peixe, depois os crustáceos e os moluscos; cubra o peixe com o restante da cebola e do tomate. Despeje 2 taças de vinho, tempere com azeite, orégano seco, sal e pimenta e cozinhe por aproximadamente 1 hora e 30 minutos.

BIFES DE PIZZA

Tempo 25 minutos

ingredientes

Porções para 4 pessoas

200 g de purê de tomate

400 g de fatias de alcatra

de carne bovina 100 g cada.

azeite extra virgem

orégano seco

1 dente de alho

sal

Pimenta

Preparação

Para a receita do bife de pizzaiola, bata
levemente as rodelas de alcatra até ficarem
com 4/5 mm de espessura. Numa frigideira
aqueça delicadamente, sem fritar, 2 colheres
de azeite com o alho fatiado. Adicione o purê
de tomate, cozinhe por cerca de dez minutos
e tempere com sal, pimenta e um pouco de
orégano seco. Adicione as fatias de carne ao
molho e cozinhe por 3 minutos; vire-os e
cozinhe por mais 4/5 minutos, dependendo
da espessura. Sirva com o molho e orégano.

SALADA DE FRANGO, PÊSSEGO E FEIJÃO VERDE

Tempo 1h 20min

ingredientes

6 pessoas

900 g 3 coxas de frango com coxas

200 g de alface americana

150g de pepino

100 g de feijão verde

50 g de atum em óleo

3 pêssegos, 1 cebola

1 cenoura, 1 talo de aipo

vinho branco seco

folha de louro, salsa

vinagre, cebolinha

azeite extra virgem

sal grosso e pimenta em grão

Preparação

Para a receita de salada de frango, pêssego e feijão verde, prepare um caldo aromático com a cebola, o talo de aipo, a cenoura, 1 copo de vinho branco, alguns grãos de pimenta, 1 folha de louro, 2 raminhos de salsa e um punhado de salsa grosseira. sal; quando ferver, acrescente o frango e cozinhe por 35 minutos. Desligue o fogo e deixe o frango esfriar no caldo do cozimento. Descasque o pepino listrado, retire as sementes centrais, corte em rodelas finas e deixe marinar em 4 colheres de vinagre por 30 minutos, mexendo de vez em quando, depois esprema bem. Descasque o feijão verde e cozinhe-o em água fervente por cerca de 8 minutos.

Escorra E, resfrie em água corrente e, se
quiser, divida ao meio no sentido do
comprimento. Corte a alface americana em
tiras e lave-as bem. Corte em fatias finas 10 g
da parte branca da cebolinha. Retire os ossos
e a pele do frango e desfie a carne. Adicione
o atum bem escorrido, a cebolinha, o pepino
marinado, os pêssegos cortados em gomos
com casca, 4 colheres de azeite, uma boa
pitada de sal e misture bem. Disponha as
tiras de alface nos pratos, complete com o
frango temperado e sirva.

ALCACHOFRAS RECHEADAS ESTILO NAPOLITANO

Tempo 40 minutos

ingredientes

Porções para 46 pessoas

250 g de carne cozida

60g de parmesão ralado

50g de molho de tomate

30g de cebola

30 g de pão ralado

10 alcachofras, 1 ovo

salsa, limão

vinho branco seco

azeite extra virgem

sal e pimenta

Preparação

Para a receita de alcachofras recheadas ao estilo napolitano, descasque as alcachofras, retirando o caule e as folhas externas. Retire a barba interna, utilizando um perfurador. Coloque-os, à medida que vão sendo limpos, em uma bacia com água com suco de 1/2 limão. Ferva-os em água fervente acidulada com suco de limão por 10 minutos. Pique a cebola e frite numa caçarola num fio de azeite com a carne cozida durante alguns minutos. Adicione o molho de tomate e cozinhe por mais 5 minutos. Desligue, deixe esfriar e depois pique tudo; misture com um raminho de salsa picada, o parmesão e o ovo e tempere com sal e pimenta. Recheie as alcachofras vazias com este recheio e arrume-as numa assadeira. Despeje 1/2 copo de vinho no fundo e polvilhe as alcachofras com pão ralado, unte com um fio de azeite e leve ao forno a 180°C por cerca de 15 minutos.

ATUM COM CEBOLA, A RECEITA DA SARDENHA

Tempo 40 minutos

ingredientes

Porções para 4 pessoas

700 g de bife de atum

250 g de cebola roxa

azeite extra virgem

sal

Preparação

Para a receita de atum da Sardenha com cebola, coloque o atum em uma panela cheia de água. Adicione sal e deixe ferver e cozinhe por 30 minutos. Descasque a cebola e corte. Coloque-o em uma tigela imersa em água quente, para que perca a acidez. Deixe descansar por 10 minutos. Escorra o atum e sirva quente com a cebola e um fio de azeite.

SALMÃO GRELHADO COM MOLHO DE MOSTARDA E MEL

Tempo de preparo: 15 minutos

Tempo de cozimento: 15 minutos

Doses para 2 pessoas:

Ingredientes:

2 filés de salmão

2 colheres de sopa de mostarda

1 colher de sopa de mel

1 colher de sopa de óleo

azeite extra virgem

Sal e pimenta a gosto

Preparação:

Pré-aqueça a grelha em fogo médio-alto. Numa tigela, misture a mostarda, o mel, o azeite virgem extra, o sal e a pimenta. Pincele os filés de salmão com a mistura obtida. Grelhe o salmão por 57 minutos de cada lado ou até estar cozido. Sirva o salmão grelhado com molho de mostarda e mel quente.

CONCLUSÃO

Obrigado por embarcar nesta jornada para uma saúde melhor com a "Dieta Resistência Insulina 2025". Esperamos que as informações, as estratégias nutricionais e os planos alimentares apresentados neste livro tenham lhe fornecido as ferramentas necessárias para controlar eficazmente a resistência à insulina. Nosso objetivo foi oferecer a você um guia completo baseado em evidências científicas, capaz de melhorar sua qualidade de vida e prevenir complicações relacionadas a essa condição. Um convite para deixar um comentário Seu feedback é extremamente importante para nós. Se você achou este livro útil, convidamos você a deixar um comentário.

Suas opiniões não apenas nos ajudam a melhorar, mas também fornecem informações valiosas a outros leitores que poderiam se beneficiar desse conhecimento. Uma revisão honesta e detalhada pode fazer a diferença e ajudar outras pessoas a encontrar o apoio necessário para controlar a resistência à insulina. Obrigado novamente pelo seu tempo e esforço na leitura da "Dieta Resistência Insulina 2025". Desejamos-lhe sucesso em sua jornada de saúde e bem-estar. Com gratidão,

[KLARLOCK]

9 798334 104617